不做"高高在上"的
孕妈妈

主编 ◎ 蒋玉蓉　胡蓉　彭湘莲　游一平　　主审 ◎ 陈敦金

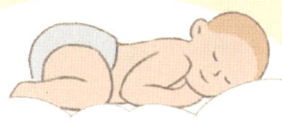

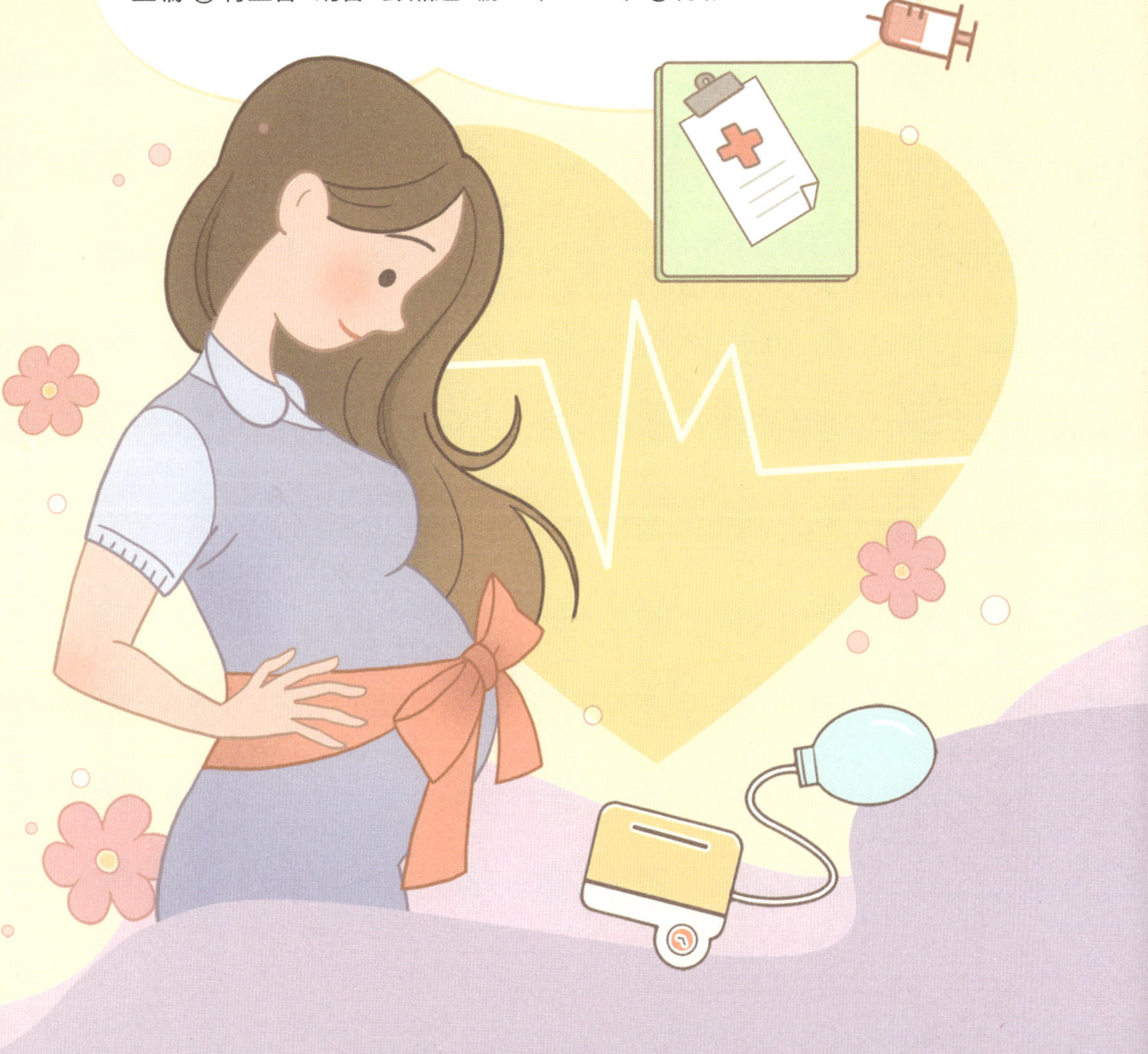

CNS K 湖南科学技术出版社 · 长沙

本书系

国家临床重点专科建设项目——产科

省级临床重点专科建设项目——产科（妊娠期高血压疾病方向）

2024 年湖南省创新型省份建设专项科普专题项目

湖湘高层次人才聚集工程创新人才项目

湖南省母源性新生儿疾病临床医学研究中心项目

湖南妊高症多学科专病联盟项目

湖南省卫生健康高层次人才项目

省级知名医学学科骨干人才培养项目

基于 OLINK 蛋白组学及单细胞测序探索子痫前期患者外周血及母胎界面生物
标志物的研究项目

孕妇外周血胎盘来源 DNA 甲基化状态对子痫前期预测价值的研究项目

5G 信息化平台的管家模式在妊娠期高血压疾病患者全程管理中的应用项目

基于 5G 信息化平台的妊娠期高血压患者智慧管理模式的构建与应用项目

MOOC 联合导师负责制培养模式在妇产科住院医师培训的应用项目

母乳喂养对婴幼儿依恋关系及婴儿气质类型的影响研究项目

miR-30b-5p 抑制 STAT 1-STAT 3 介导的 PLGF 表达在子痫前期中的机制研究项目

.

编委会

肖　湘（邵阳市妇幼保健院）

吴　丹（湖南省妇幼保健院）

吴雨晴（湖南省妇幼保健院）

何伶俐（湖南省妇幼保健院）

张　霞（湖南省妇幼保健院）

周　旭（湖南省妇幼保健院）

周　甜（甘肃省妇幼保健院围产医学中心）

胡弘毅（湖南省妇幼保健院）

胡雪梅（兰州大学第二医院）

唐亚美（湖南省妇幼保健院）

唐汪澜（湖南省妇幼保健院）

唐琦媛（湖南省妇幼保健院）

黄利敏（湖南省妇幼保健院）

盛洁静（复旦大学附属妇产科医院）

康昭海（岳阳市妇幼保健院）

颉　丽（甘肃省妇幼保健院）

彭皓月（湖南省妇幼保健院）

程　琰（复旦大学附属妇产科医院）

潘　华（湖南省妇幼保健院）

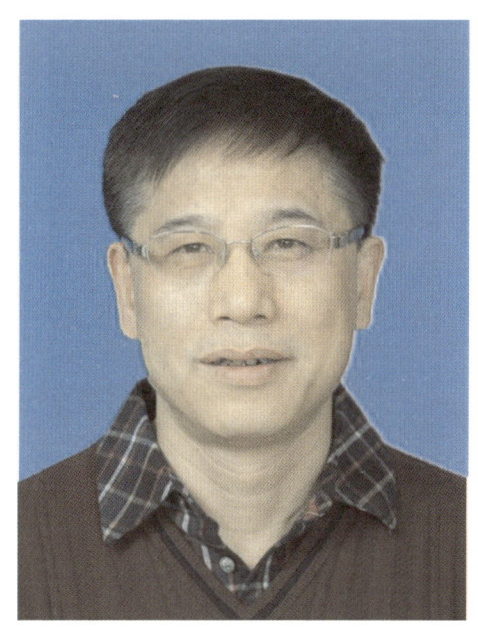

陈敦金，现任广州医科大学附属第三医院/广州妇产科研究所所长、广东省产科重大疾病重点实验室主任、粤港澳母胎医学高校联合实验室主任，享受国务院政府特殊津贴专家，广东省妇产科学领军人才。

兼任中国医师协会妇产科分会母胎医学专业委员会主任委员、中国医师协会毕业后医学教育妇产科专业委员会副主任委员、中华医学会围产医学分会常委、中华医学会围产医学分会重症学组常务副组长、广东省医师协会母胎医学医师分会主任委员、广东省医学会妇产科分会副主任委员等；《中华产科急救电子杂志》总编辑，*Maternal-Fetal Medicine*、《中国实用妇科与产科杂志》、《中国妇产科临床杂志》、《中国生育健康杂志》等杂志副主编，《中华妇产科杂志》《中华围产医学杂志》编委等。

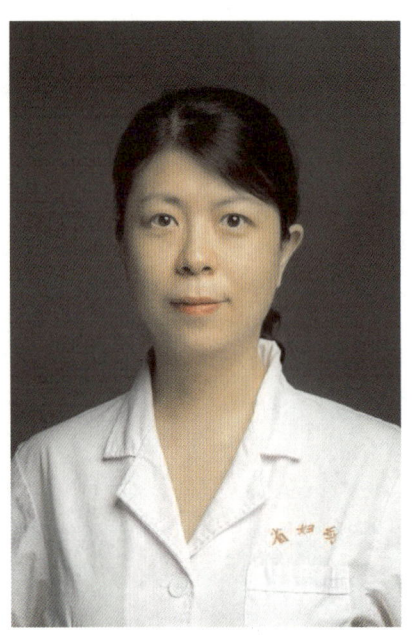

蒋玉蓉，主任医师、硕士，湖南省妇幼保健院产一科主任，湖南省妇幼保健与优生优育协会妊娠期高血压疾病防治专业委员会主任委员，湖南妊高症多学科专病联盟负责人，中国妇幼保健协会心电与电子监护专业委员会副主任委员，湖南省健康服务业协会孕产健康分会副理事长，湖南省优生优育协会促进自然分娩专业委员会副主任委员，中国妇幼保健协会生育保健专业委员会委员，中国医药教育协会生育健康专业委员会委员，中国妇幼健康研究会孕产安全委员会委员，湖南省医学会围产医学专业委员会母胎医学学组委员，湖南省产科质量控制中心委员。

入选 2022 年湖南省卫生健康高层次人才，2022 年湖南省最美医生，入选湖南省妇幼保健院 1313 人才。主持参与多项省级科研课题，荣获全国妇幼健康科学技术奖三等奖，第十八届湖南医学科技奖三等奖。主编《最美守望——生孩子那些事》获批 2024 年湖南省创新型省份建设专项科普专题项目，主创科普视频号"产一科小锦鲤"。

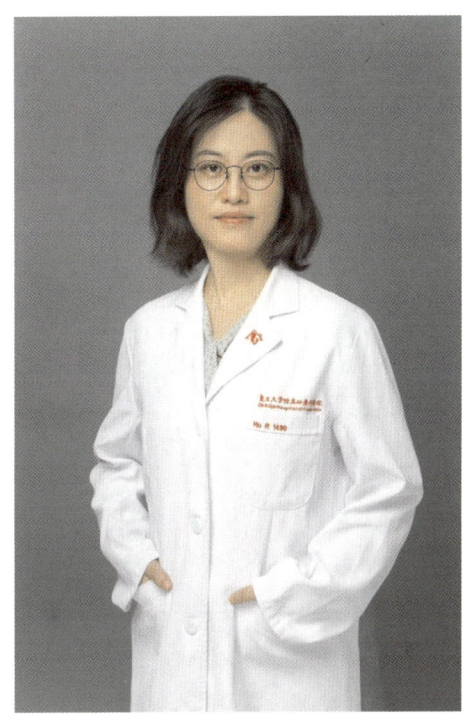

胡蓉，主任医师、硕士研究生导师，复旦大学附属妇产科医院母体病理产科。主要从事高危妊娠的诊治和管理。研究方向为妊娠期高血压疾病的发病机制和胎源性成人疾病的机制研究。主持国家自然科学基金面上项目和上海市自然科学基金等，以第一作者和通讯作者发表 SCI 和权威论文 20 余篇。参编、参译《实用妇产科学》《威廉姆斯产科学》等专著。任上海市女医师协会医学科普专委会委员、中国妇幼健康研究会孕产安全专委会委员、产科内分泌与营养专委会委员等。

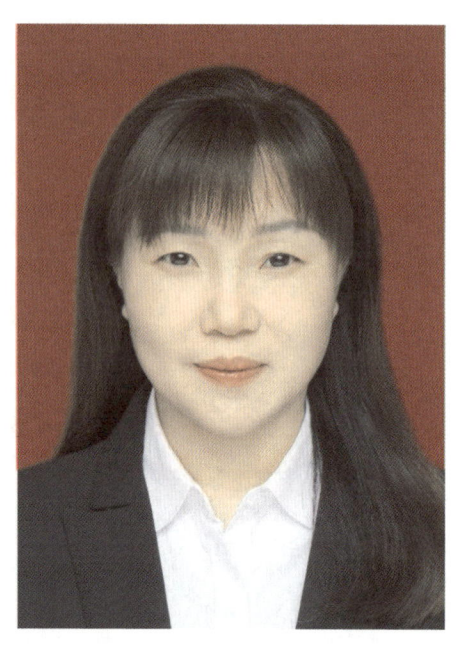

彭湘莲，湖南省妇幼保健院新生儿一科主任，主任医师，硕士研究生导师，湖南省母源性新生儿疾病临床医学研究中心负责人，湖南省健康服务业协会第一届新生儿健康管理分会理事长，中国妇幼保健协会新生儿保健专业委员会常委委员，中国医师协会新生儿科医师分会生命支持专业委员会委员，中国医药教育协会新生儿重症与管理分会常委委员，海峡两岸医药卫生交流协会新生儿专委会早产儿学组组员，湖南省医师协会第二届新生儿科医师分会副会长，新生儿早期基本保健技术国家级培训师资，新生儿复苏项目湖南省省级培训师资等。从事新生儿危急重症、早产儿救治和管理临床工作25年，承担及参与各级课题20余项，发表论文20余篇。

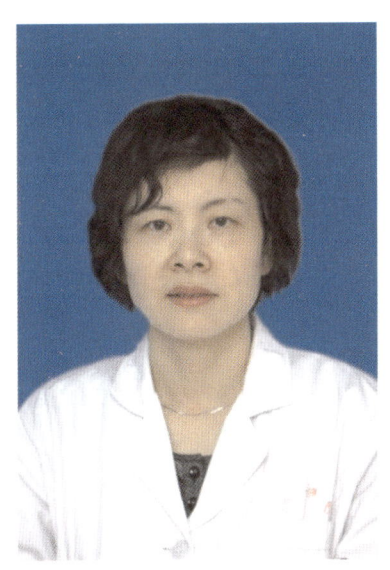

　　游一平，一级主任医师，硕士生导师，湖南省产科医疗质量控制中心主任，湖南省妇幼保健院大产科主任。获湖南省五一劳动奖章，享受湖南省政府津贴专家。主持及参与完成省厅课题十余项，完成专业论文数十篇。系《临床医学杂志》编委。

　　中国妇幼保健协会双胎妊娠专业委员会常委，中国妇幼保健协会母胎医学专业委员会常委，中国妇幼保健协会围产营养与代谢分会副主任委员，湖南省妇幼保健与优生优育协会常务理事，湖南省预防医学会生命早期发育与疾病防控专业委员会主任委员，湖南省妇幼保健与优生优育协会促进自然分娩专业委员会主任委员，湖南省医学会围产医学会副主任委员，湖南省健康管理学会副主任委员，湖南省产科重大疾病救治专业委员会副主任委员，湖南省医学会围术期专业委员会常务委员，湖南省预防医学会妇女保健专业委员会委员，湖南省临床用血质控中心委员，湖南省产前诊断中心专家，湖南省孕产妇死亡评审组及 5 岁以下儿童死亡评审组专家，湖南省医学鉴定委员会专家库专家、长沙市医学鉴定委员会专家等。

序　言
——让慢性病管理伴随生命全周期

怀胎十月，是女性一生中最值得怀念的时光，在与孩子最初的亲密接触中，女人逐渐接受和理解"母亲"的崇高和伟大，并不断丰富女人坚强的内心。但是，妊娠期间的血压、血糖、血脂升高，是部分孕妈妈的妊娠期并发症，而这些疾病，对孩子和妈妈造成不小的困扰。因此，编委根据广大孕妈妈群体的需求编写了本书。本书专门针对这些代谢性疾病，站在专业的思维角度，以通俗易懂的语言，丰富的插图阐述妊娠期间的血压升高、血糖升高、血脂升高的相关问题，以及这些疾病的防治方法，让慢性病的管理始于妊娠期及生命早期。

随着人口、环境、生活方式和医疗保健的变化，心血管疾病的流行病学也在不断发展。据测算，1990 年至 2021 年间，心血管疾病几乎占到慢病死亡的一半。2021 年，心血管疾病导致约 510 万人死亡，较 1990 年增加 103.7%。2023 年末，国家卫健委等部门联合发布了《健康中国行动——心脑血管疾病防治行动实施方案（2023—2030 年）》，从预防、筛查、诊疗、服务等方面给出了应对策略。2024 年 10 月 8 日是第 27 个"全国高血压日"，在我国成人高血压患病率已达 31.6%，患病人数约为 2.45 亿。不仅如此，还有研究显示 43.1% 的人群血压处于正常高值，估计人数达 4.35 亿，而高血糖及高脂血症的问题也不容小视，合理的预防是延缓这些疾病发生及降低心血管疾病死亡率的非常重要的途径。

妊娠期间的血压、血糖升高等问题往往伴随着遗传或生活饮食环境的高危因素，所以，妊娠期间出现高血压的孕妈妈群体也是后期慢性病的重点监测人群。在女性的妊娠期及孩子在"娘胎"里，便需要进行高血压、高血糖及高脂血症的管理及预防，这是关系到国民和社会健康的大事。

在孕妈妈学校的课堂上，除了妊娠期的各种疾病问题及生育问题，我们强调孕妈妈群体的四大管理：

第一，妊娠期饮食管理。妊娠期的营养，不仅仅是给孩子提供更为合理丰富的营养输入，更为重要的是各种营养元素不成为母亲的负担。所以，科学合理的营养及饮食才有利于母儿的共同健康。这本书针对这方面给予了非常详尽的叙述，也是把中国的慢性疾病管理和预防前移到妊娠期及生命早期的第一步。

第二，妊娠期的运动管理。生命在于运动，妊娠期需要合理的运动促进新陈代谢，预防各种代谢性疾病的发生，而所谓的"卧床养胎"早已成了陈词滥调而被摒弃了。生命不息，运动不止。妊娠期的运动非常重要，可以帮助母体消耗血糖，降低血液高凝，强健体格，增加顺产机会，同时，更是让孩子在母体内也能感受到朝气蓬勃的母亲的活力，这便是培养健康生活习惯，预防慢性疾病的重要环节。

第三，妊娠期的生活作息管理。人类自古以来，日出而作、日落而息是自然规律，遵循自然规律的安排是人体组织得到最大限度地休息和保持活力的前提。然而现代社会，因为各种原因，很多人未采用这种传统的生活作息，由此导致各种身体代谢紊乱，内分泌失调而疾病丛生。不论是否在妊娠期间，这种不健康的生活作息方式是对生命非常不利的影响因素，而妊娠期各种代谢性疾病均因于此。

第四，妊娠期的情绪管理。情绪伤人是自古以来皆知的道理，生活中的各类不良情绪均对身体造成不同程度的损伤，妊娠期的情绪不仅仅是关于母亲本人，对宫内的孩子也有重要的影响，可能会引起胚胎停育、流产、早产、不明原因的胎儿发育异常等。胎儿出生之后，性格、体质也可能受到影响。而各类情绪对母体的血压、血糖等的影响更是显而易见的。

鉴于以上几点，将高血压、高血糖以及高脂血症的管理前移到妊娠期及胎儿的生命早期是非常重要的，不做"高高在上"的孕妈妈，让生命美丽而从容。

本书分为三个篇章，分别将高血压、高血糖以及高脂血症从妊娠早期、妊娠中晚期、产褥期、新生儿期进行详细的答疑及阐述，是值得广大孕妈妈及准爸爸人手一册的专业科普教材。

让慢性病的管理伴随生命全周期。

陈敦金

2024 年 10 月 13 日

前 言

　　近年来，随着居民生活水平的提高，妊娠期高血压、妊娠期高血糖、妊娠期高脂血症的发病率逐年升高。这些疾病不仅危害到孕妈妈、胎儿、新生儿的安全，同时也增加了新生儿成年后慢性疾病发生的概率。

　　《不做"高高在上"的孕妈妈》由来自湖南省妇幼保健院、复旦大学附属妇产科医院、青海省人民医院、甘肃省妇幼保健院、兰州大学第二医院、岳阳市妇幼保健院、湘潭市中心医院、邵阳市妇幼保健院、湖南大学新闻与传播学院等国内知名院校及医院的专家精心编撰的科普书籍，并有幸邀请到广州医科大学附属第三医院的陈敦金教授为本书作序。

　　该书重点关注女性在妊娠期间出现的血压、血糖、血脂升高等不良状态，围绕疾病的预测、预防、预警、诊断、治疗、母儿并发症、护理等各方面进行详细的科普讲解，为广大女性提供妊娠期的贴心服务。全心全意、用心用情为生育期女性提供全过程、全时空、全方位、有思想、有温度、有情怀的服务是作为产科医务工作者应尽的职责。

　　产科医务人员是伴您同行的白衣天使，也是为您生命点缀花香的园丁。在不眠之夜守护希望之光，奏响生命的乐章。踏着荆棘，不觉辛劳，肩负使命，大爱无疆！

　　祝福每一位孕妈妈妊娠期平安喜乐，祝福每一位小宝宝健康成长！

湖南省妇幼保健院产科　蒋玉蓉

2024 年 10 月 15 日

目　录

第一章　妊娠期高血压疾病

第二章　妊娠期高血糖

第三章　妊娠期高脂血症

不做"高高在上"的
孕妈妈

第一章
妊娠期高血压疾病

❋ 开 篇 ❋

妊娠期高血压疾病的前世今生

妊娠期高血压疾病是妊娠期特有的疾病，也是严重的妊娠并发症之一，在我国的发病率可以高达 5%～12%，是孕妈妈和围产儿死亡的主要原因。

古人很早就意识到妊娠期高血压的危害。在公元 454 年《小品方》记载了疾病严重阶段——"子痫"发生时的症状："妊娠忽闷，眼不识人，须臾醒，醒复发，亦仍不醒者，名为痉病，亦号子冒。"用大白话解释一下，就是孕妇突然意识丧失，眼睛直勾勾地盯着某个方向，眼前的人也不认识了，过一会就醒过来，醒来后可能再次发作，频繁抽搐发作或持续长时间抽搐，可陷入昏迷，这种病称之为"子痫"。

关于妊娠期高血压疾病的名称，先后有不同的称呼。20 世纪 30 年代称之为"急性晚期妊娠中毒症"，20 世纪 50 年代称该病为"晚期妊娠中毒症"，20 世纪 80 年代命名为"妊娠高血压综合征"，现如今称之为"妊娠期高血压疾病"。其定义为妊娠与血压升高并存的疾病，孕妇临床表现为妊娠期高血压、蛋白尿、水肿，严重时出现头痛、眼花、胸闷、胎盘早剥甚至抽搐者，胎儿可出现流产、早产、胎儿生长受限、胎死宫内等并发症。

根据妊娠期高血压疾病发生时间及严重程度，可分为 5 大类，分别为妊娠期高血压、子痫前期（轻度、重度）、子痫、慢性高血压并发子痫前期、妊娠合并慢性高血压。

关于妊娠期高血压疾病的发病机制目前并不明确，公认为一种多因素-多通路-多机制发病的疾病，而且临床表现及首发症状复杂多样。有的孕妈妈最初表现为血压升高、蛋白尿和水肿，有的孕妈妈最初表现为胎儿偏小，有的孕妈妈最初表现为羊水过少，整个妊娠期要高度重视这些病情变化，有可能是妊娠期高血压疾病的预警信号呢！

因为妊娠期高血压疾病会出现全身小血管痉挛，因此可能导致孕妈妈出现脑、眼、心、肺、肝、肾、凝血功能、胎盘、胎儿等多个脏器和系统的损害，严重影响母儿健康，是孕妈妈和围产儿病死率升高的主要原因。所有的孕妈妈在妊娠期要规范产检，定期监测血压，及时发现异常的预警信息，在医生的指导下合理管理和治疗妊娠期高血压，才能保障母婴安全。

（湖南省妇幼保健院　蒋玉蓉）

为什么每次产检都要测血压？

每次产检必做项目之一：测血压。量完血压才能进入下一个就诊环节。有些孕妈妈就说：我血压一直正常，能不测吗？当然不可以！

因为妊娠期高血压疾病很危险！测量血压的目的是帮大家排除妊娠期高血压疾病，严重的话，还会建议直接住院！

不论你是一胎还是二胎，不论你是年轻孕妈妈还是高龄孕妈妈，不论你胖还是瘦，测量血压是每次去医院产检的必备项目。

1. 什么是妊娠期高血压疾病？

它是妊娠与血压升高并存的一组疾病，发生率为 5%～12%，是孕妈妈和围产儿死亡率升高的主要原因。临床表现为高血压［血压≥140/90 mmHg（1 mmHg＝0.133 kPa）］、蛋白尿、水肿，严重时出现抽搐、昏迷甚至母婴死亡。

妊娠期高血压疾病极其危险，对孕妈妈来说，它会导致胎盘早剥、脑出血、视网膜剥脱、子痫前期、子痫等；对宝宝来说，它会导致胎儿宫内生长受限、新生儿窒息的发生率显著增高。

如孕妈妈出现头痛、胸闷、眼花、上腹部疼痛、四肢水肿、体重明显增长等危险信号，要尽快到医院就诊，排查子痫前期，千万不能大意。

2. 怀疑自己是妊娠期高血压疾病怎么办？

可以先自查。想要判断自己有没有妊娠期高血压疾病，给大家推荐三个简单的自查方法：

（1）如果妊娠早期因为情绪波动，或者劳累后总是头晕，就赶紧量一下血压。如果血压值 2 次达到或超过 140/90 mmHg，建议尽快去医院！

（2）体重飞速上涨，按一下自己小腿前面的胫骨，会凹陷下去，且不马上回弹，这就是"水肿"了。且这种水肿休息很久也不缓解或者消失，那就要注意了！

（3）恶心呕吐、视物模糊、头晕头痛、上腹部疼痛、长期睡眠欠佳，这些可能是妊娠期高血压疾病的症状，需要立刻到医院就诊！

（4）如果孕妈妈妊娠前就已经是高血压患者，计划妊娠前或一旦确定妊娠，应尽早到医院就诊，评估是否需要使用降压药或调整降压药的种类。

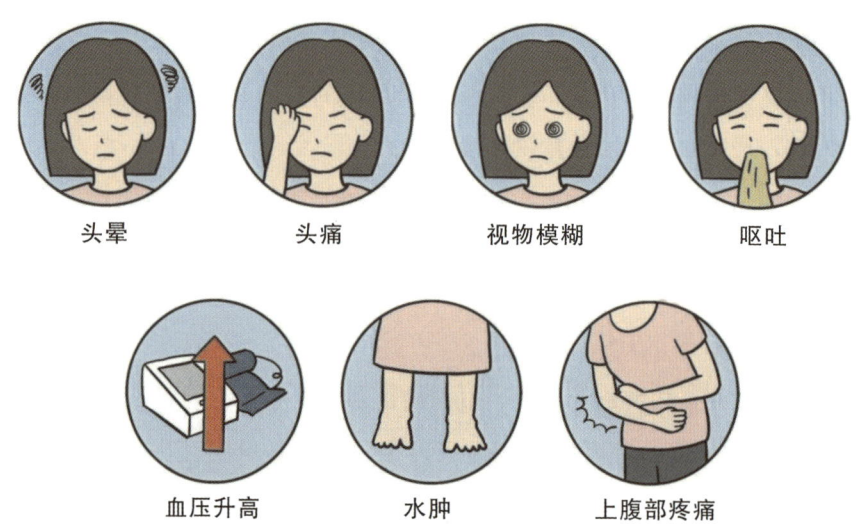

头晕　　　头痛　　　视物模糊　　　呕吐

血压升高　　　水肿　　　上腹部疼痛

3. 三项措施，有效预防妊娠期高血压疾病

目前还没有方法能彻底根治妊娠期高血压疾病，调整日常生活方式可以有效预防。

（1）管理好体重：妊娠后，家人为了孩子的生长发育，都会让孕妈妈吃很多有营养的食物，可能导致孕妈妈体重超标。事实上，并不是吃得越多宝宝就越健康，有时反而会产生很多负面影响。

（2）饮食、睡眠上把控：注意营养摄取，减少钠盐的摄入，多吃新鲜蔬菜水果。低钙摄入的人群在孕 20 周后，每天补充 1～1.5 g 钙能有效预防妊娠期高血压疾病。低盐低脂饮食，每天摄入的钠盐控制在 3～5 g。补充足够的优质蛋白，优质动物蛋白能帮孕妈妈更好地控制血压，豆类蛋白可以保护心血管。同时，保证充足且高质量的睡眠也极为重要。

（3）定期产检：最重要的是定期产检测量血压，一次都不能落下，严格按照医生指导进行妊娠期监测和评估。如果出现水肿、头痛等症状，需要及早与医生联系，以防止病情的进一步恶化。如果有家族史或既往妊娠有高血压病史的孕妈妈，更要注意监测血压。

4. 如何应对妊娠期高血压疾病？

在门诊按时、规范产检，配合医生治疗非常重要。医生会全面评估孕妈妈的全身状态，控制血压及病情进展，预防并发症的出现，严密监测胎儿宫内生长发育情况，及时发现异常并处理，确保母婴安全。

（湖南省妇幼保健院 王亚男）

我只是偶尔血压高，不是高血压吧？

偶尔一次测得血压高于正常值，有些人就认为自己患上了高血压，你有过这种经历吗？

其实偶尔测得一次血压高，就认为是高血压，这种想法是错误的。

通常认为，3 次非同日血压值均高于正常范围才能诊断为高血压，而单次测量血压值高于正常范围是不能诊断为高血压的。首先要确保测量血压的过程是规范的，这样测出来的血压值才有参考价值。

通俗来讲，血压高是一个症状，而高血压是一种疾病。血压高可以分为病理性和生理性，当人处于情绪紧张、焦虑、劳累，或压力较大等应激状态时，都会出现血压升高的情况，当人体处于平静状态时，血压归于正常，这种血压高称为生理性血压高；如果在平静状态下监测，血压仍高于正常范围，那么可以称为高血压，此为病理性，则需要规律的监测及药物治疗。

如果只是偶尔一次血压高并不需要太过担心，因为很多问题都可能会导致血压升高，比如心情紧张、在某一段时间之内压力太大，甚至是睡眠不足等，这些情况不需要过度紧张，只需要调理自己的生活方式即可，通过改变自己的饮食习惯以及生活习惯，血压就会回归到正常的范围。

偶尔测量血压升高后如何判断究竟是不是病理性高血压呢？

如果发现血压升高，首先应该重复测量，以保证结果的准确性。先静下心来休息10分钟到半小时，然后按照标准的姿势重新测量2～3次。不论结果是否正常，在随后的几天里，都应再重复测量几遍，观察结果是不是正常。连续3次（不同日测量）血压大于140/90 mmHg就要警惕高血压了，应及时去医院就诊。如果结果总在正常和不正常之间波动，最好去医院做相应检查，24小时动态血压监测是判断血压是否正常不可或缺的检查项目，可以帮助医生了解患者一天内血压的变化情况，以便做出正确诊断。

明确病因，对症施治。如果通过以上方式确定是高血压，那么首先要进一步查找病因，明确是原发性高血压还是继发性高血压。

原发性高血压在高血压患者中占有相当大的比重，这部分患者应当接受高血压规范管理，科学监测血压数据，合理用药；继发性高血压，就是由其他疾病引起的高血压，如肾病、内分泌疾病、心血管疾病等，都有可能引起高血压。积极治疗原发疾病，对于管理血压非常重要。在诊断高血压时，医生会根据患者的情况，选择合适的检查，来明确高血压的病因，也便于下一步的治疗。

（湖南省妇幼保健院　王亚男）

妊娠期高血压疾病有哪些危害？

很多宝妈说，怀孕就像开盲盒。孕妈妈会患上各种无法预知的并发症，比如平时没有糖尿病，可能会出现妊娠期血糖高；平时肝功能正常的，可能会出现妊娠期肝内胆汁淤积症；平时没有高血压的，可能会出现妊娠期高血压疾病。

那妊娠期最需要注意的是妊娠期高血压疾病。

1. 妊娠期高血压疾病对胎儿的危害

（1）胎儿生长受限：妊娠期高血压疾病可能会导致子宫及胎盘血流灌注减少，影响胎儿的营养供应，从而导致胎儿生长受限。胎儿生长受限的宝宝生长潜力受损，不良妊娠结局的风险增加，而且会导致成年后患心血管疾病（高血压）、代谢性疾病（肥胖、糖尿病），呼吸系统、免疫系统疾病的风险也会增加。

（2）胎儿宫内窘迫：妊娠期高血压疾病可能会使胎盘功能减退，影响胎儿的氧气和营养供应，从而导致胎儿宫内窘迫。胎儿宫内窘迫会影响胎儿宫内生长发育，易导致新生儿窒息、颅内出血、消化道出血、呼吸窘迫综合征，围产儿不良结局风险增加。

（3）胎儿神经系统损伤：通常妊娠期高血压疾病会影响胎儿的脑部血液循环，导致胎儿神经系统损伤，可能出现新生儿缺血缺氧性脑病、脑瘫、智力障碍等疾病。

（4）早产：妊娠期高血压疾病出现严重的并发症，妊娠无法继续，导致医源性早产，胎儿的器官发育不成熟，生活能力较弱，需要特别护理。早产新生儿可能面临呼吸窘迫、感染、视力障碍等健康问题。

2. 妊娠期高血压疾病对孕妈妈的危害

（1）脑：妊娠期高血压状态下，脑血管痉挛，可导致脑水肿、脑出血、脑梗死，甚至脑疝等，孕妈妈会出现头痛、头晕、思维混乱、子痫等症状，严重时可能危及生命。

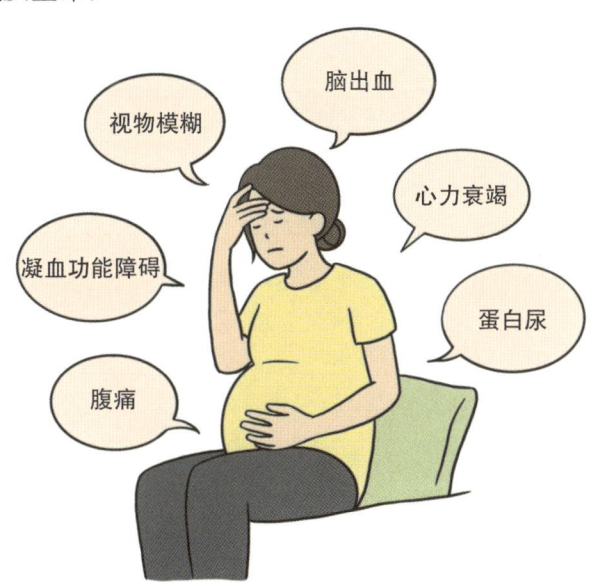

（2）肾：可出现蛋白尿，肾脏功能严重损害可致少尿、无尿及肾衰竭。

（3）肝：妊娠期高血压疾病会导致腹痛、恶心、呕吐、肝区叩痛、肝功能损害，甚至出现肝包膜下血肿或肝脏破裂，危及母儿健康。

（4）心血管：血压升高加重了心脏的负荷，冠状动脉痉挛导致心肌缺血，严重时可能导致心力衰竭、肺水肿等并发症。

（5）血液：由于全身小动脉痉挛，血管内皮损伤，血小板聚集与消耗，可出现红细胞破坏溶血、贫血、血红蛋白尿、血小板减少、凝血功能障碍等并发症。

（6）眼：视网膜小动脉痉挛、缺血以及高度水肿时，出现眼花、视物模糊，严重时可引起视网膜剥离，甚至失明。

（湖南省妇幼保健院　王亚男）

✳ 诊 断 篇 ✳

当怀孕遇上高血压：妊娠期高血压疾病的分类

小美摸着隆起的肚子，满脸困惑："医生，我以前血压很好的，怎么怀孕就升高了呢？我才 28 岁，那不是老年人才会患的疾病吗?"这个问题背后藏着许多孕妈妈的共同误解。

妊娠期高血压是胎盘浅着床和胎盘炎症反应所致，并非血管老化，它被称为"母婴健康的隐形杀手"，发生率达 5％～12％，是导致孕产妇和胎儿并发症甚至死亡的重要原因。让我们一起来认识它吧。

1. 妊娠期高血压疾病的分类

这类疾病可是一个庞大复杂、临床表现多样性的家族，首先我们来说说它的分类吧。

（1）妊娠期高血压：通常在妊娠 20 周后首次出现，收缩压≥140 mmHg，舒张压≥90 mmHg，尿蛋白（－），并且产后 12 周内血压可恢复正常，产后方可确诊。

（2）子痫前期：是指妊娠 20 周后出现血压达到或超过 140/90 mmHg，伴有尿蛋白≥0.3 g/24 h 或随机尿蛋白（＋＋），或尿蛋白/肌酐比值≥0.3。如果病情进展出现血压持续升高不可控，收缩压≥160 mmHg 和/或舒张压≥110 mmHg、持续性头痛、上腹部疼痛、转氨酶水平异常、肾功能损害、心力衰竭、肺水肿、血小板减少、胎儿生长受限或羊水过少等则为重度子痫前期。

（3）子痫：子痫通常是在子痫前期基础上发展而来，表现为不能用其他原因解释的抽搐。

（4）妊娠合并慢性高血压：这种情况是指妊娠 20 周后首次诊断高血压，并且持续到产后 12 周以后；或 20 周前发现高血压，妊娠期无明显加重。

（5）慢性高血压并发子痫前期：妊娠前无蛋白尿，在妊娠 20 周后出现尿蛋白，或妊娠前有蛋白尿，妊娠后蛋白尿明显增加；或血压进一步升高；或伴有肝肾功能损害、肺水肿等严重表现。

2. 妊娠期高血压的诊断

那要怎么样才能抓住这个魔鬼的尾巴呢？我们有诊断三部曲。

（1）注重病史及血压筛查：了解孕前是否有高血压、糖尿病、血栓性疾病、肾病等，妊娠期出现高血压、水肿、蛋白尿、头痛、视觉障碍等自觉症状的时间及严重程度。同一手臂至少 2 次测量收缩压≥140 mmHg 或舒张压≥90 mmHg，定义为高血压。需要注意的是每次测量间隔至少 4 小时。

（2）靶器官评估：尿蛋白检测〔24 小时尿蛋白≥0.3 g；或尿蛋白/肌酐比值≥0.3；或随机尿蛋白≥（＋）〕，肝肾功能异常、血小板减少等。

（3）特殊检查：应常规检查血、尿常规；肝肾功能；凝血常规；心电图；胎心监护；B 超检查胎儿、胎盘和羊水等。必要时需进一步完善眼底检查、腹部及心脏 B 超、脐动脉血流等。

你了解了吗？孕妈妈的每一次血压测量，都是为宝宝铺就安全降生的红毯，愿每一位孕妈妈都能握紧科学的盾牌，在孕育生命的奇迹之旅中，安然前行。

（湖南省妇幼保健院　石小青）

妊娠期高血压疾病的体格检查及辅助检查

妊娠期高血压疾病的孕妈妈，一定要配合医生做体格检查及辅助检查，这样医生可以更好地评估病情及做出合适的产科处理。

1. 体格检查

（1）生命体征是否平稳，包括脉搏、心率、呼吸、血压，心肺、腹部及神经系统检查等。

（2）水肿查体：根据水肿部位，确定水肿的严重程度。水肿部位局限于膝以下为"＋"，水肿延及大腿为"＋＋"，外阴腹壁水肿为"＋＋＋"，全身水肿或伴有腹水为"＋＋＋＋"。

（3）专科查体：医生会测量宫高、腹围以评估胎儿大小，还可以通过四步触诊了解宫底高度、胎儿的方位、胎头是否入盆，以及了解宫缩及子宫张力等情况。

2. 辅助检查

（1）监测血压：妊娠期首次出现高血压（在 140/90 mmHg 以上），应动态监测血压，关注血压变化情况。

（2）尿液检查：监测尿蛋白，做尿液检查时，孕妈妈应注意留取中段尿。如果血压升高合并尿蛋白异常要考虑子痫前期，尿蛋白诊断标准可分为定量或定性：①尿蛋白定量≥0.3 g/24 h；②尿蛋白定性（＋～＋＋＋＋）。

（3）血液检查：包括血常规、肝肾功能及凝血功能、血液黏稠度、红细胞压积、血清电解质、CO_2 结合力以及自身免疫性疾病相关指标。

（4）眼底检查：眼底检查是了解全身小动脉痉挛程度的窗口，可以反映妊娠期高血压疾病的严重程度，具有重要意义。异常时可发现眼底小动脉痉挛，眼底动静脉比例失常，视网膜水肿、渗出、出血等改变。

（5）心电图检查：心电图是妊高征患者的常规检查，以了解有无心律失常及心肌损害程度，有无低血钾或高血钾改变等。必要时做超声心动图测定，以了解心功能情况。

（6）B 超检查：既可以了解胎儿发育情况，又可以了解胎盘功能情况，还可以评估有无胎儿宫内窘迫，对妊娠期高血压疾病患者的产科处理具有重要参考价值。有些妊娠期高血压疾病患者通过 B 超检查可以发现胎盘梗死、钙化、胎盘早剥、胎儿生长受限、羊水过少等异常征象。

（湖南省妇幼保健院 石小青）

✳ 治疗篇 ✳

定期规范监测，和高血压说再见

妊娠期高血压疾病的孕妈妈产前、产时和产后要严密监测血压，以便了解病情进展情况。那么，孕妈妈该如何正确进行血压监测呢？

1. 血压的监测

（1）所有孕妈妈都要监测血压吗？

每次产检时检查血压情况，是保障母婴安全的关键措施之一，在妊娠早期进行全面产检，包括血压、心率、体重以及相关检查的结果至关重要，因为这可使医生掌握孕妈妈健康的基础情况。

如果产检中发现有血压上升的趋势，要引起重视。寻找原因，是心理压力、睡眠不好或是工作太紧张导致的血压升高，还是妊娠期高血压疾病的先兆？

（2）监测血压不规范的记录方法，你是哪一种？

第一种：测好了血压，比对一下是否超过 140/90 mmHg，如果没有就不记啦，反正都是正常的，没有必要记录，只有超过临界值才记录；

第二种：在家里找不到纸和笔，也不知道血压值应该怎么写，所以就随便拍照吧，等到门诊时把手机掏出来一次性翻给医生看；

第三种：随便在家里拿张废纸，背面凑合写一写，弯弯扭扭地记录着血压值，医生看起来也很费劲，如果医生再问问吃药时间和测量血压时间就完全搞不清楚。

（3）到底该如何正确记录居家监测的血压情况呢？

医生推荐的记录方式是表格记录法，首先取一张干净整洁的纸，然后画上表格，表格里面不仅有舒张压、收缩压，还有心率，按照日期、时间作记录，以及服用降压药物的种类和剂量，最好记录体重、尿量、有无头痛头晕等症状，这样看起来就会非常清楚明了，医生对比起来也很方便，更有利于医生跟踪血

压的变化趋势，并及时调整治疗方案。（参照表1-1）

表1-1 妊高征日常记录表

姓名：			门诊医生：				上次就诊时间：＿＿＿年＿＿＿月＿＿＿日		
是否使用低分子肝素：□否 □是（剂量：＿＿＿＿）					是否服用阿司匹林：□否 □是（剂量：＿＿＿）				
是否服用降压药：□否 □是（药物名称：①拉贝洛尔：□否□是，剂量：＿＿＿ mg，一日＿＿＿次；									
②硝苯地平控释片：□否 □是，剂量：＿＿＿ mg，一日＿＿＿次；③其他药物									

注意：尿量每天＜1 000 mL 或血压≥160/110 mmHg 或有自觉症状时请及时就诊。

日期	孕周	血压（收缩压/舒张压）/mmHg			空腹体重/kg	自觉症状（有请打"√"）				
		早	中	晚		尿量明显减少	胎动明显减少或增多	阴道流血、流水、宫缩	头痛、头晕眼花、胸闷、气促	水肿（部位）
＿＿月＿＿日		/	/	/						
＿＿月＿＿日		/	/	/						
＿＿月＿＿日		/	/	/						
＿＿月＿＿日		/	/	/						
＿＿月＿＿日		/	/	/						
＿＿月＿＿日		/	/	/						
＿＿月＿＿日		/	/	/						
您本周体重增长＿＿＿kg					您妊娠期体重共增长＿＿＿kg					
＿＿月＿＿日		/	/	/						
＿＿月＿＿日		/	/	/						
＿＿月＿＿日		/	/	/						
＿＿月＿＿日		/	/	/						
＿＿月＿＿日		/	/	/						
＿＿月＿＿日		/	/	/						
＿＿月＿＿日		/	/	/						
您本周体重增长＿＿＿kg					您妊娠期体重共增长＿＿＿kg					

妊娠前体重：＿＿＿ kg	身高：＿＿＿ m		BMI=体重/身高²，您的 BMI 值：		
BMI	体型	体重增长目标	＜12 周	12～26 周	＞26 周
＜18.5	偏瘦型	12.5～18 kg	共增加1～1.5 kg	每周 0.4～0.6 kg	
18.5～24.9	标准型	11.5～16 kg		共增加 4～5 kg（约每周 3.5 kg）	每周体重增长不超过 0.5 kg
25.0～29.9	偏胖型	7～11.5 kg		每周 0.2～0.3 kg	
＞30.0	肥胖型	5～9 kg		约每周 0.2 kg	
空腹体重测量方法：清晨起床解大小便后、吃早餐前，穿同样的衣服、同一台秤测量所得值。					

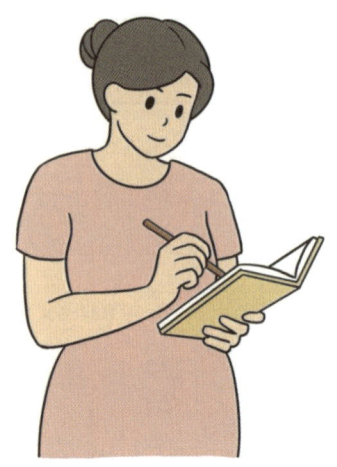

（4）明明在家测的血压都是正常的，但是一到医院测，血压就开始升高，而且重复测量之后越测越高。这种情况算是高血压吗？该怎么处理？

有种特殊类型的高血压叫"白大衣高血压"，顾名思义就是见到医生或者来到医院，测量血压就会升高，而在家或者工作地点测量血压则是正常范围。这类孕妈妈有个共同点，就是很容易紧张，一到医院里就开始心脏怦怦跳，情绪紧绷，想要血压不高也很难。

白大衣高血压通常不需要口服降压药物，因为大部分时间她们的血压都是正常的，血压升高只是暂时的。有的孕妈妈随着产检次数增加，产检环境熟悉了，心态放松了，所以血压也控制好了。不过，白大衣高血压需要加强监护，居家测量血压非常重要，她们比普通人群更容易在孕中晚期出现持续性血压升高。对于绝大部分孕妇来讲，高血压其实并不可怕，关键就是你要直面它，重视它，并且在医生指导下正确地控制血压。

2. 自觉症状的监测

一经诊断为妊娠期高血压疾病，除了遵医嘱按时服药、监测血压，还需辅以良好的生活方式，如规律作息、不熬夜、保证充足睡眠，保持心情愉悦，适量有氧运动，合理膳食等。如果孕妈妈在家出现了头痛、眼花、胸闷、视物模糊、水肿、恶心、呕吐、尿量少、体重增长过快等症状时就需要及时就医。

（湖南省妇幼保健院　郑海霞）

睡好、吃好、心情好，血压才能好

已经确诊为妊娠期高血压疾病的孕妈妈也不用过于紧张焦虑，让我们来看看日常生活中有什么血压管理小妙招。

1. 门诊治疗还是住院治疗?

妊娠期高血压和子痫前期患者可在门诊由医生指导下进行治疗，而重度子痫前期患者应住院治疗。

2. 睡好、吃好、心情好，血压才能好

孕妈妈们要每天保持良好的心情，注意精神上的放松，避免出现严重的焦虑、恐慌等情绪，以免造成血压波动。夜间避免声光刺激，保证充足的睡眠。休息时最好选择左侧卧位或自己舒适的体位，但妊娠晚期要避免仰卧位，以免出现仰卧位低血压综合征。

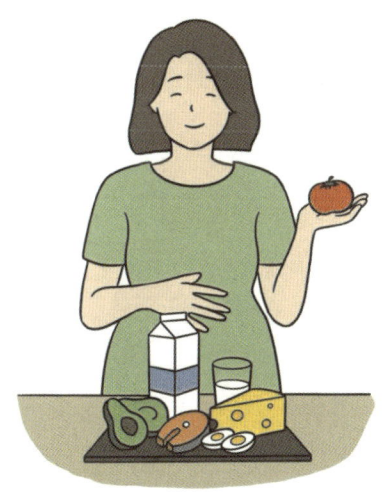

科学安排饮食，主食多样化，粗纤维化，注意低盐饮食，保证每天盐的摄入量控制在 6 g 内。低脂饮食，少吃一些肥腻食物如红烧肉、腊肉、肥肠等，不要吃麻辣、火锅或烧烤。注意补充蛋白质，部分子痫前期的孕妈妈，因出现大量尿蛋白，可能导致低蛋白血症，出现水肿、胸腔积液、腹水甚至

全身水肿，需要每天摄入优质蛋白如牛奶、鱼肉、鸡蛋等，也可以吃一些维生素 C 含量比较丰富的蔬菜水果，比如柑橘、西红柿、西蓝花、白菜等。

妊娠期的压力可能会影响血压。尝试使用放松技巧，如深呼吸、冥想或温水浴，以帮助缓解压力。

这些最基本也是最简单的方法，会让你的血压稳稳的。

（湖南省妇幼保健院　郑海霞）

妊娠期高血压疾病的降压治疗

只要患上了妊娠期高血压疾病就一定要使用降压药吗？并不是的，我们需要根据血压情况来决定。收缩压≥160 mmHg 和/或舒张压≥110 mmHg 的严重高血压必须进行降压治疗，收缩压≥140 mmHg 和/或舒张压≥90 mmHg 时建议进行降压治疗。

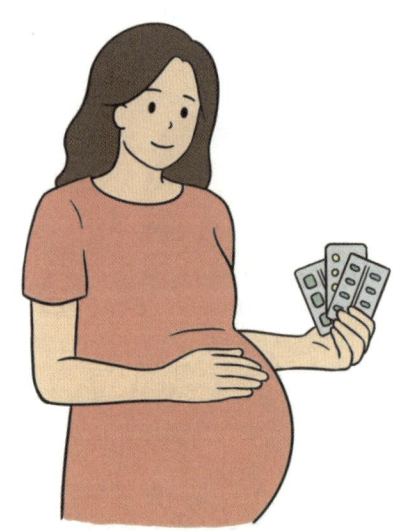

1. 孕妈妈可以使用的降压药物有哪些呢？

孕妈妈适宜使用的口服降压药物有拉贝洛尔、硝苯地平、硝苯地平缓释片及甲基多巴等，一般从小剂量开始使用，使用一种药物降压效果欠佳的情况下可以联合用药。如果口服药物血压控制不理想，应使用静脉用药，常用的有：拉贝洛尔、酚妥拉明、尼卡地平、硝酸甘油注射液等，静脉降压过程中需要严密监测孕妈妈的血压、生命体征及宫内胎儿情况，因此需要住院治疗。孕妈妈们请放心，上述药物临床使用资料都非常充分，对胎儿影响很小，妊娠期使用都是相对安全的。

2. 降压治疗的目标血压是多少呢?

降压的目标可不是越低越好，以免影响肾脏的血流和胎盘灌注。同时降压的过程要平稳，不能波动过大，以免导致孕妈妈出现心脑血管意外和胎盘早剥。一般建议收缩压控制在 130~139 mmHg，舒张压控制在 80~89 mmHg 为宜。

3. 急性重度高血压该如何紧急降压处理呢?

孕妈妈的血压≥160/110 mmHg 为重度高血压，如急性发作持续 15 分钟以上时称为持续重度高血压，也称为高血压急症，需要紧急给予降压药物治疗。如果孕妈妈从未使用过降压药物，可以首选口服，每 10~20 分钟监测血压，血压仍高则重复给药，2~3 次后效果不明显立即改用静脉给药。若是在使用口服降压药物过程中出现了持续性重度高血压，就需要使用静脉降压了。降压达标后，仍需要严密监测血压变化，有条件的机构应持续心电监护监测血压。静脉降压血压稳定后，可逐步过渡到口服降压药，更方便使用。

4. 降压药物有副作用吗?

任何药物都有一定的副作用，使用降压药物不要随意停药，要动态监测血压并根据血压情况调整药物剂量或种类。有些药物可引起孕妈妈心悸、头痛、嗜睡、便秘、恶心、颜面潮红，有些药物可能对胎儿有毒性作用，因此要在医生的指导下规范合理使用药物。孕妈妈不要太过担心，医生会为您制订最佳方案。

（湖南省妇幼保健院　彭皓月）

美中不足硫酸镁，解痉还得它首选

硫酸镁，是产科医生临床工作中的一大法宝，是保障孕妈妈安全的一大 "神药"，可以用于防治子痫、保护胎儿脑神经、降低新生儿脑瘫发生率及预防早产等。今天主要介绍它在妊娠期高血压疾病中的作用。

我们知道，子痫是妊娠期高血压疾病最严重的阶段。发作时，孕妈妈会全身抽搐，呼吸暂停，口吐白沫，甚至陷入昏迷，严重时可导致心脑血管意外、胎盘早剥等并发症，危及生命。

1. 硫酸镁的使用指征

（1）控制子痫抽搐及防止再抽搐。

（2）预防重度子痫前期发展为子痫。

（3）重度子痫前期患者临产前、分娩时、分娩后用药，可以预防产时子痫或产后子痫。

（4）需注意，硫酸镁不可作为降压药使用。

2. 硫酸镁的用法及用量

硫酸镁可以静脉用药，也可以肌内注射。首先快速静脉滴注 4～6 g 硫酸镁，让孕妇体内的血药浓度快速上升，接下来缓慢静脉滴注硫酸镁，维持体内的药物浓度。同时，要注意控制硫酸镁每天用药总量，一般不超过30 g，以免出现药物中毒。药物一般使用时限不超过 5 天，长时间使用可能导致孕妇镁离子中毒或新生儿骨骼脱钙。对于重度子痫前期患者，产后建议使用24～48 小时。由于硫酸镁在使用过程中需控制液体输注速度，所以临床上静脉给药时，常采用输液泵或者注射泵泵入的方式。

3. 使用硫酸镁的注意事项

事物都是两面的，硫酸镁在使用过程中也需警惕副作用的发生。硫酸镁使用过程中要注意：硫酸镁的正常有效治疗浓度为 1.8～3.0 mmol/L，中毒浓度为>3.5 mmol/L。因为有效治疗浓度与中毒浓度非常接近，因此一定要动态监测镁离子浓度。孕妈妈合并肾功能障碍、心肌病或重症肌无力等需慎用，体重较轻酌情减量。使用前须评估：

（1）膝腱反射：在使用药物前，医生一般会叩击孕妈妈的膝关节，检查一下膝跳反射，如果膝跳反射消失，则不建议使用硫酸镁。

（2）呼吸频率≥16次/min。

（3）尿量≥17 mL/h（即≥400 mL/d），在使用药物的过程中，孕妈妈要注意记录自己的小便情况，如解小便的时间，并测量尿量等。

（4）备有10%葡萄糖酸钙［出现中毒症状时缓慢（5～10 min）静脉推注10 mL］。

（湖南省妇幼保健院　谭海燕）

高血压的孕妈妈需要静一静

古人云"心静自然凉"！从生理的角度来看，紧张或焦虑会使人体释放更多的肾上腺素或是去甲肾上腺素，导致血管收缩、血压升高、心跳加快。而平静或放松时，人体会分泌内啡肽等激素，导致心率减慢，血管扩张，血压下降。因此对于妊娠期高血压的孕妈妈来说，"静一静"也非常重要。

1. 镇静的药物对妊娠期高血压的孕妈妈有什么作用呢？

镇静的药物可以缓解高血压孕妈妈的紧张、焦虑症状，可以缓解部分孕妈妈睡眠欠佳的问题。对于血压异常升高的孕妈妈，可能出现子痫、脑血管意外等并发症，此时，在解痉、降压的基础上口服或静脉使用镇静药物可以预防子痫的发生或控制子痫的症状。

2. 妊娠期高血压的孕妈妈可以使用哪些镇静药物呢？

地西泮（安定）：有较强的镇静、肌肉松弛的作用，对胎儿及新生儿影响较小。

苯巴比妥钠（鲁米那）：有较好的镇静、抗惊厥、控制抽搐的作用。口服可以预防子痫的发生，子痫发作时可以肌内注射。

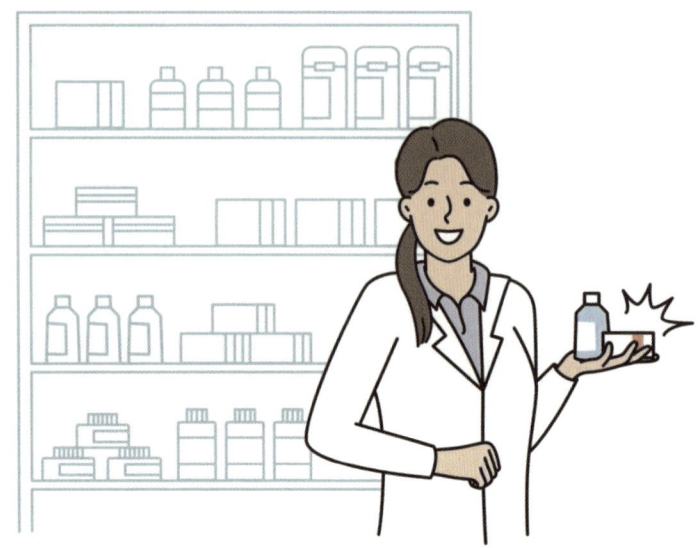

冬眠合剂：顾名思义，使用该药物后患者会像动物冬眠一样处于安静睡觉状态，可以有效地降低血压，控制抽搐。但是使用冬眠合剂可能使孕妈妈肾脏及子宫胎盘血供减少，可导致胎儿缺氧，且对母儿的肝功能有一定影响，因此多用于产后子痫发生时。

一般情况下，孕妈妈比较常规使用的镇静药物是口服地西泮片，有助于孕妈妈缓解紧张或焦虑的情绪，并改善睡眠，帮助控制血压，保障安全。

（湖南省妇幼保健院　蒋玉蓉）

水肿了、尿少了，怎么办?

许多妊娠期高血压孕妈妈在妊娠期会出现全身水肿、尿少、心力衰竭、肺水肿、脑水肿等现象，有什么有效的治疗办法吗? 当然有!

1. 利尿药的使用

利尿药对于缓解妊高征伴有水肿者有一定作用，但滥用利尿药存在很多缺点：①孕妈妈水肿虽可减轻，但尿蛋白无改善；②可致孕妈妈血液浓缩，增加血栓形成风险；③血容量减少，致胎盘血流量减少，微循环灌注不良，影响胎儿生长发育；④可致水电解质平衡失调，引起孕妈妈低钾血症、低钠血症。

2. 孕妈妈什么情况下需要使用利尿药呢?

①急性心力衰竭、肺水肿、脑水肿；②全身性水肿或伴有腹水；③血容量过高，伴有潜在肺水肿危险者。因此，利尿药物要经过医生专业的评估后才能使用。

3. 利尿药的选择

（1）呋塞米（速尿）：属于快速利尿药，对于控制妊高征引起的心力衰竭作用良好。

（2）甘露醇：子痫或重度子痫前期患者出现脑水肿需要降低颅内压时，应用甘露醇可取得一定疗效。但心力衰竭和肺水肿时禁用。

（3）其他利尿药：如氢氯噻嗪（双氢克尿噻）或氨苯蝶啶等。严重低蛋白血症合并胸腔积液、腹水者，可补充白蛋白后，再给予利尿药。所有的利尿药均需要在医生的指导下使用。

4. 用药期间注意事项

利尿药可以导致血压下降，脱水。大部分的利尿药长期应用会引起低钾血症。用药期间应鼓励患者吃富含钾的食物，例如黑木耳、香菇、芝麻、海带、柚子、菠萝、香蕉等。定期观察尿量、监测血钾。

5. 用药时间推荐

利尿药一般建议早晨服用，且宜进食时或餐后服药，以减少胃肠道反应。不要在晚上睡觉前服用，因为睡眠时，血液流动缓慢，血黏度增高，血液浓缩易导致静脉血栓。另外，利尿药可使夜间小便增多，夜间服用影响睡眠。过敏体质患者（尤其是对磺胺类药物过敏者）禁用氢氯噻嗪、呋塞米等利尿。

由此可见，利尿药真是一把双刃剑，用好了是治病的利器，例如它可以很快地缓解妊娠期高血压导致的严重水肿、心力衰竭等症状，但如果用不好则是致病的祸根。因而"小小药片威力大"的利尿药在孕妈妈身上使用，更需要有严格指征，合理用药、安全用药，才能保障母婴平安。

（湖南省妇幼保健院　郑海霞）

让爱提前呼吸，为宝宝健康护航

1. 妊娠期高血压疾病为什么会引起早产？

妊娠期高血压疾病可能导致孕妇出现严重的脏器功能损害，比如子痫、心力衰竭、肺水肿、肾衰竭，还可以影响胎儿胎盘功能，导致羊水过少，胎儿生长受限、胎盘早剥、胎儿窘迫等并发症。一旦出现以上情况，即使孕周未足月，医生都会根据病情终止妊娠。因为妊高征的病情变化往往会导致医源性早产，医生会提前给孕妈妈注射药物促胎肺成熟。

2. 什么是"促肺针"？

促胎肺成熟就是产前给孕妇注射糖皮质激素，顾名思义，主要目的就是促进胎儿肺发育成熟，通常是使用地塞米松或倍他米松注射液。因为宝宝的肺在妊娠34周左右基本成熟，所以当孕妇出现早产症状或因医源性因素需要在孕34周前终止妊娠，可以使用糖皮质激素促胎肺成熟来改善早产新生儿预后。

3. 为什么要促胎肺成熟呢？

在我国，孕周满28周不满37周出生的新生儿称之为早产。由于早产儿各个脏器发育不成熟，尤其是肺部发育不完善，可能出现呼吸困难、呼吸窘迫综合征，导致婴儿死亡。对于有早产高危因素的孕妈妈，应用促进胎儿肺发育成熟的药物可以减少新生儿呼吸窘迫综合征的发生。

4. 孕期使用促胎肺成熟针时应注意什么？

在有早产迹象时，孕妈妈准爸爸应该与医生进行详细地沟通，当确认在1周内存在早产的风险，并需要使用糖皮质激素时，需充分了解使用糖皮质激素的收益和风险。

糖皮质激素有升高血糖的副作用，因此要注意监测孕妈妈的血糖情况。

针对有早产风险的孕妈妈需要使用糖皮质激素，而早产儿出生后需要进行定期监测其生长和发育的情况，尤其是神经系统、免疫力和骨骼发育。

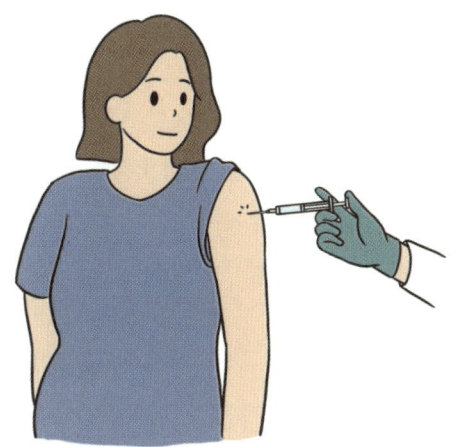

5. 打了促胎肺成熟的针就能促胎儿肺成熟吗？

新生儿肺能否正常发挥功能，发出第一声啼哭，离不开肺泡表面活性物质。它的主要成分是磷脂和蛋白质，可以降低肺泡表面张力，防止肺泡塌陷和水肿，从而维持肺泡的稳定。只有肺泡稳定了，新生儿才能顺畅的呼吸。孕期注射促胎肺成熟药物可以在 24 小时到 1 周内，迅速地促进胎儿肺泡表面活性物质的合成和释放，改善肺泡功能，减轻肺水肿。有了它，早产儿的存活率会大大提高。

6. 妊娠期高血压疾病孕妈妈什么时候需要使用促胎肺成熟药物呢？

一旦孕妈妈病情较重，可能无法继续妊娠而导致医源性早产时，或孕妈妈出现自发性早产先兆时，医生就会应用促胎肺成熟的药物，帮助早产的宝宝肺部尽快发育，以适应分娩后的环境。促胎肺成熟的药物成本低，效果好，有良好的卫生经济学价值，孕妈妈要配合治疗。

7. 孕 37 周以上了，还可以用促胎肺成熟药物吗？

针对足月（≥37 周）的孕妈妈，宝宝的肺部理论上已经成熟，发生肺发育不成熟、呼吸窘迫等呼吸系统疾病的风险较低。如果使用促肺针，对于新生儿没有特别的好处，因此不推荐使用。

8. 促胎肺成熟针是不是打得越多越好？

不推荐常规重复或多次（≥2 次）给予促肺针治疗，以免增加母儿感染、血糖异常或新生儿成年后代谢性疾病发病风险。但对于小于 34 孕周，并在未来 1 周内极有可能发生早产的孕妇，如果前次注射促胎肺成熟药物的时间超过 14 天，可以重复应用 1 个疗程的治疗。

希望孕妈妈不要拒绝使用促肺针，但也不要盲目使用促肺针，建议听从医生的安排。

（湖南省妇幼保健院　郑海霞）

得了妊娠期高血压，就要一剖到底吗？

很多孕妈妈在患上妊娠期高血压疾病后，都会开始焦虑并且困惑，是不是自己只能剖宫产了？宝宝一定会早产吗？其实，对于妊娠期高血压疾病来说，医生会根据不同的病情，采取不同的分娩时机和分娩方式。

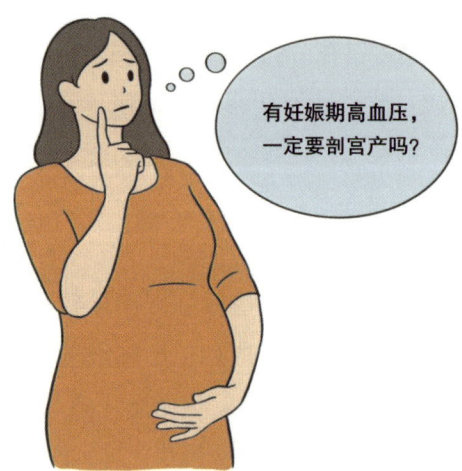

有妊娠期高血压，一定要剖宫产吗？

1. 分娩时机

终止妊娠的时机需要多方面因素综合评估，包括孕周、孕妈妈病情及胎儿情况等。

（1）妊娠期高血压、非重度的子痫前期孕妈妈如果病情平稳、胎儿宫内情况好，可至妊娠 37 周左右终止妊娠。

（2）重度妊娠期高血压及重度子痫前期：①当妊娠大于 24 周时胎儿为有生机儿，但不足 28 周的孕妈妈若经治疗后病情仍较严重者需要考虑孕妈妈本人及家庭对于胎儿的期待，若胎儿珍贵、期待值较高，建议就诊于母儿救治能力较强的三级甲等医疗机构，综合评估终止妊娠的时机；②妊娠 28～34 周，如病情不稳定，经积极治疗病情仍加重，应终止妊娠；如病情稳定，可以考虑期待治疗。③妊娠＞34 周的孕妈妈，存在威胁母儿生命安全的严重并发症，或胎儿生长受限合并脐血流异常、羊水过少等情况应终止妊娠，若病情平稳，可在严密监测下期待妊娠 37 周。

（3）子痫：控制病情后即可考虑终止妊娠。

要对母胎情况进行密切监测和动态评估，并采取个体化的治疗方案。在保障孕妇安全的前提下适当延长孕周，争取促胎肺成熟的时机，但当出现母儿严重并发症时，需要稳定孕妇状况后尽早终止妊娠，不考虑是否完成促胎肺成熟治疗。

2. 分娩方式

妊娠期高血压疾病并不是一定要剖宫产，而是需要个体化处理，如果没有产科剖宫产手术指征，如头盆不称、胎位异常，或者合并严重母儿并发症，原则上可以阴道试产。阴道试产前医生会对孕妈妈进行骨盆及宫颈条件的评估，分娩过程中会密切监测孕妈妈血压，有无头晕头痛、胸闷、心悸等自觉症状，产程进展及胎心、羊水性状、阴道流血等情况。如果在阴道试产过程中出现了胎心改变、产程停滞、血压过高难以控制、羊水异常等情况，会及时中转剖宫产手术；对于已经存在妊高征的严重并发症，如子痫、心脑血管意外、胎盘早剥、HELLP 综合征、胎儿窘迫、羊水过少等，建议剖宫产终止妊娠。总而言之，请孕妈妈不要过分担心，医生会根据您的病情和意愿综合评估，为您选择最适合的分娩方式。

（湖南省妇幼保健院　彭皓月）

妊高征孕妈妈的"无忧"分娩

经过医生的综合评估，可以阴道试产的妊高征孕妈妈们在面临阴道分娩时，可能存在各种疑问。例如生产过程中能不能麻醉镇痛？疼痛会影响血压，能不能早点打麻醉？分娩消耗体力，需要静脉打针吗？会不会中转剖宫产？生产过程中有什么注意事项？让我们来一一为大家解答这些疑惑。

1. 生产过程中能不能打无痛？答案是当然能！

如果产妇没有分娩镇痛的禁忌证，如穿刺点有感染、中枢神经系统疾病、颅内压增高、严重头痛、脊柱畸形、椎管狭窄史和脊柱外伤手术史、凝血功能异常、长期使用抗凝药物及孕妈妈无法配合进行分娩镇痛等情况，都是可以进行分娩镇痛的。因为妊高征孕妈妈在分娩时更容易出现血流动力学异常，通过分娩镇痛可以有效缓解疼痛，起到稳定血压、预防子痫发作、减轻产程中应激反应等作用，继而增加子宫胎盘灌注，减少宫内缺氧的风险。

2. 疼痛会影响血压，能不能早点打无痛麻醉？

进行分娩镇痛的时机是需要医生评估的。当孕妈妈出现规律宫缩，宫缩间隔时间在 3~5 次/min，且每次持续时间超过 30 秒，一般宫口开大 2 cm 就可以打无痛啦！

3. 分娩消耗体力，需要静脉打针吗？

分娩的过程中，护士会为孕妈妈打上吊针，其目的是开通静脉通道，如出现大出血的情况可以快速补充液体或血液，也方便静脉使用降压药物或硫酸镁等解痉药物。

4. 会不会中转剖宫产？

在分娩过程中医生会监测孕妈妈和胎儿的情况，如果分娩过程中出现血压上升控制欠佳，持续头痛、心力衰竭、子痫、胎盘早剥、视网膜脱离、胎儿窘迫、产程进展异常等情况，可能会中转剖宫产术。

5. 生产过程中有什么注意事项？

①妊高征孕妈妈在生产时休息非常重要，要营造安静环境，避免声光刺激，如果出现了头晕头痛、视物模糊、上腹部疼痛都要及时向医生反馈情况。同时医生在生产过程中会酌情复查血常规、肝肾功能、凝血功能、心肌酶等指标来帮助判断。②孕妈妈在生产过程中医务人员会持续监测血压情况，如果孕妈妈出现血压升高（收缩压≥160 mmHg 或舒张压≥110 mmHg），持续15 分钟或更长时间，医务人员将会启动静脉降压。③医务人员也会加强胎心监测。④在宫口开全后，孕妈妈要配合医务人员，向下用力屏气协助分娩，对于血压异常升高，或出现胎心异常时，医务人员可能会通过会阴侧切、产钳助产等方式帮助宝宝快速娩出。

（湖南省妇幼保健院　吴雨晴）

✳ 预测篇 ✳

妊娠期风险"小恶魔"——妊娠期高血压疾病之高危因素

人们总期待一帆风顺的人生，准妈妈们亦都期待自己一帆风顺地妊娠和分娩，但是妊娠期总会有各种"捣蛋鬼"出现，如果说抽筋、水肿、腰背痛是妊娠期的"捣蛋鬼"，那么妊娠期高血压就如同隐藏在暗处的"小恶魔"，它悄无声息地影响着孕妈妈及胎儿的健康，其发生的概率为 5%～12%。那么什么样的孕妈妈更容易招惹这样的"小恶魔"呢？下面我来给大家介绍一下吧！

1. 初次妊娠

孕妈妈们初次妊娠经验不足，一定不能掉以轻心，当发现自己水肿、体重增长过快（正常情况下，妊娠晚期每周体重增长不超过 0.5 kg）、血压较初次产检升高 30/15 mmHg、妊娠早期收缩压≥130 mmHg 或者舒张压≥80 mmHg、胎儿生长发育落后、羊水减少时要重视自己的血压监测。

2. 年龄

年龄≥35 岁的女性血管脆性增加，弹性下降，且妊娠期精神、心理等因素均会增加妊娠期高血压疾病发生风险，所以，高龄孕妈妈不要过于紧张和焦虑，多多监测血压很重要。

3. 前次妊娠病史

既往有过子痫前期病史的孕妈妈再次妊娠后发生高血压概率增加。如何预防呢？妊娠 12～14 周起可通过口服小剂量阿司匹林、补充钙剂预防，注重每次产检测量血压，检测有无蛋白尿。发生了高血压的孕妈妈亦不需要惊慌，妊娠期可口服降血压药物、规范产检、监测血压，将血压控制在合理范围内。

4. 既往史

有慢性高血压、慢性肾炎、糖尿病、自身免疫系统疾病（抗磷脂综合征、系统性红斑狼疮）、甲状腺功能亢进病史者，妊娠期患高血压的风险增加。妊娠前将这些基础疾病控制在正常范围内后再备孕才是明智之举。

5. 家族史

妊娠期高血压疾病具有遗传倾向，有子痫前期家族史（特别是一级亲属，比如母亲或姐妹）需重点监测血压的变化。

6. 肥胖

随着人民生活水平的提高，超重或肥胖人群增加，初次产检时 BMI≥28 kg/m² 即为肥胖。肥胖会引起孕妈妈脂质代谢能力下降，胰岛素抵抗，激活肾素-血管紧张素-醛固酮系统，导致血压升高；肥胖者血液黏度增高，血流阻力大，且肥胖者活动量减少，新陈代谢率下降，均增加高血压风险。因此妊娠前需保持体重在合理范围，妊娠期体重管理、合理的饮食以及适当的运动都是重要的。

7. 多胎妊娠

随着辅助生殖技术的成熟，多胎妊娠越来越多，多胎妊娠子宫张力增大，发生高血压概率增加。

8. 妊娠期未规范产检

规范的产检可以帮助孕妈妈尽早发现问题，及时发现血压升高的情况，及时干预，减少并发症的发生。对于文化程度低、经济条件落后的孕妈妈，由于缺乏妊娠期保健知识，不重视产前检查，发生妊娠期高血压疾病的概率增加。

9. 妊娠期不良情绪

孕妈妈对于新生命的期待，对身材走形的焦虑，妊娠期身体变化带来的不适以及激素水平的波动，容易导致抑郁情绪，引起孕妈妈神经内分泌失调，从而导致妊娠期高血压疾病发生概率增加。

10. 自身免疫性疾病

孕妈妈患有系统性红斑狼疮、抗磷脂综合征等自身免疫性疾病时，体内存在的自身抗体会使血管内皮功能受损，舒张血管物质减少，收缩血管物质增加，还可导致胎盘内动静脉血栓形成，影响胎盘功能，导致子痫前期、妊娠失败、早产等不良结局发生。

以上均是发生妊娠期高血压的临床高危因素，当我们揭开这些高危因素的神秘面纱，发现"小恶魔"也可能是只"纸老虎"。当我们重视产检、定期监测血压、保持愉悦心情、合理饮食、适当运动、规范体重管理、合理治疗原发疾病时，它就是"纸老虎"，当我们无视这些高危因素时它就是"小恶魔"。

（湖南省妇幼保健院　杨腾越）

哪些指标可以预测妊娠期高血压疾病？

妊娠期高血压疾病是常见的妊娠期并发症，可导致孕妈妈及胎儿出现不同程度的损伤，甚至危及孕妈妈及胎儿的生命安全。

1. 有什么办法可以预测妊娠期高血压疾病的进展吗？

以前，医生们常通过临床高危因素来预测妊娠期高血压疾病，比如高龄、既往有慢性高血压、糖尿病、慢性肾炎、自身免疫系统疾病、子痫前期病史等，后来发现仅仅用临床高危因素预测妊娠期高血压疾病的发病风险，准确性并不高，许多没有临床高危因素的孕妈妈也发生了妊娠期高血压疾病。因此，科学家不断研究，尝试用一些生化指标来预测妊娠期高血压疾病，如可溶性酪氨酸激酶-1、胎盘生长因子、可溶性内皮因子等。通过生化指标联合高危因素，有较好的预测价值。

2. 为什么这些生化指标可以预测妊娠期高血压疾病？

妊娠期高血压疾病的发病机制尚不明确，可能与胎盘浅着床、子宫螺旋动脉滋养细胞重铸障碍有关。正常妊娠时，子宫螺旋动脉重铸，使动脉由非孕期高阻力低容量血管转变为孕期低阻力高容量血管，以提高胎盘内血流量，确保母胎间物质交换和胎儿发育。胎盘生长因子则可以促进胎盘血管生成，增加血管通透性，从而保证胎盘为胎儿提供充足的氧气和营养物质，对于胎儿的健康发育具有至关重要的作用。可溶性酪氨酸激酶-1可阻止胎盘生长因子与内皮细胞受体相互作用，引起胎盘浅着床及后续的胎盘缺血、缺氧，导致发生妊娠期高血压疾病。

3. 临床上是否应用这些生化指标预测妊娠期高血压疾病？

临床上已经应用这些生化指标预测妊娠期高血压疾病，可溶性酪氨酸激酶-1与胎盘生长因子的比值（sFlt-1/PIGF）越大，抗血管生成效力越大，促进血压升高。如比值≤38可排除1周内病情进展为子痫前期的风险。sFlt-1/PIGF这组生化指标联合检测能够为妊娠期高血压疾病的预测提供有效依据。

（湖南省妇幼保健院 李 萍）

小检查，大作用——浅谈子宫动脉血流测定

子宫是孕育生命的摇篮，孕妈妈的身体会有专门的通路为子宫输送营养，促进宝宝的生长发育，这就是子宫动脉。

1. 为什么要测量子宫动脉？

妊娠期子宫血管扩张、增粗，子宫血流量增加，以适应胎儿-胎盘循环需要。妊娠早期子宫血流量低，大约为50 mL/min，主要供应子宫肌层和蜕膜。为了适应胎儿生长发育的需要，子宫的血流量随着孕周增加明显增加，来保障胎儿的生长发育。妊娠足月时子宫血流量为450～650 mL/min，其中80％～85％供应胎盘。依靠胎儿与胎盘间的血液循环，使得氧气和营养物质经过子宫绒毛间隙随血液循环与胎盘间进行交换，子宫循环系统就发挥着重要作用。

2. 子宫动脉在妊娠期会出现什么变化?

人体子宫动脉在子宫肌层发出许多分支,称为弓状动脉,弓状动脉在子宫肌层穿行,进一步分出子宫内膜基底动脉和螺旋动脉。正常妊娠早期,子宫螺旋动脉重铸,管壁变薄,管腔变大,使动脉由高阻力低容量血管转变为低阻力高容量血管以提高血流量,确保母胎间物质交换,保障胎儿生长发育。

如果子宫螺旋动脉重铸发生障碍,其血管腔直径仅为正常妊娠的1/2,血管阻力增大,胎盘血流灌注减少,就容易导致妊娠期高血压疾病。

子宫动脉的搏动指数(PI)、阻力指数(RI),收缩期峰值流速/舒张期流速(S/D)等参数是反映子宫动脉血管床阻力的指标。这些指标会随孕周的变化而变化。为了促进胎儿生长发育,子宫动脉走行逐渐变直,血流量随妊娠期进展而增加,血流阻力由高逐渐变低。

3. 子宫动脉血流异常有什么危害?

正常妊娠时,子宫动脉的阻力随着孕周增长逐步下降,子宫动脉血流随着孕周增长逐步增加。如果 B 超监测子宫动脉血流出现异常,可能会影响胎儿生长发育,出现胚胎停止发育、胎儿生长受限、胎儿窘迫、妊娠期高血压疾病。

(湖南省妇幼保健院　李　萍)

预防篇

预防子痫前期的“神药”——阿司匹林

提到阿司匹林，你会想到什么呢？阿司匹林有什么神奇功效呢？那就让我们来逐一揭开这个“神药”的面纱吧。

古希腊时代，人们发现柳树叶煮的汤有治疗头痛的奇效，甚至用来煎茶服用以减轻孕妈妈分娩痛苦。李时珍的《本草纲目》中记载：“柳叶煎之，可疗心腹内血、止痛，治疥疮；柳枝和根皮，煮酒，漱齿痛，煎服治黄疸白浊；柳絮止血、治湿痹，四肢挛急。”现代科学家提取出其中的发挥消炎镇痛功效的活性成分，成就了如今口口相传的“神药”——阿司匹林。如今，阿司匹林在心脑血管、肿瘤以及妇产科领域大放异彩。阿司匹林在产科最著名的超能力莫过于预防子痫前期了。

前面已经介绍到子痫前期这个疾病，相信孕妈妈都明白了子痫前期的可怕之处，怎样才能避开这个威胁母子平安的“拦路虎”呢？这就不得不提我们的“神药”阿司匹林了。

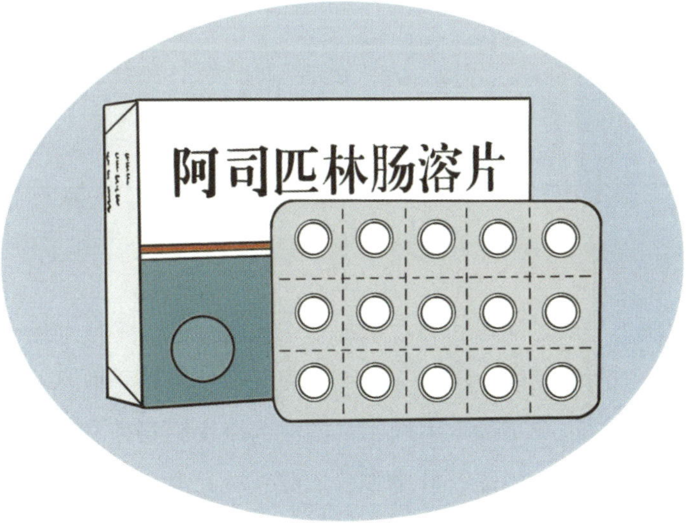

　　早在 1979 年，研究发现相比于妊娠期没有口服阿司匹林的孕妈妈，规律服用阿司匹林的孕妈妈子痫前期的发生风险更低。在接下来的 40 年里，临床研究证实了低剂量（每天 50～150 mg）阿司匹林能降低子痫前期发生率。那么是不是所有的孕妈妈都应该吃上阿司匹林来预防子痫前期呢？

　　当然不是！建议对所有孕妇进行评估，有 1 项及以上子痫前期高危因素的孕妇或具有 2 项及以上子痫前期中危因素的孕妇，建议每晚睡前服用低剂量阿司匹林预防子痫前期（表 1－2）。

表 1－2　子痫前期风险因素

风险水平	风险因素	建议
高风险	（1）子痫前期史，尤其合并不良妊娠结局 （2）多胎妊娠 （3）慢性高血压 （4）1 型或 2 型糖尿病 （5）肾病 （6）自身免疫性疾病（系统性红斑狼疮，抗磷脂综合征）	当孕妈妈有 1 项及以上高危因素，推荐使用低剂量阿司匹林预防法
中风险	（1）初次妊娠 （2）肥胖（BMI>30 kg/m^2） （3）子痫前期家族史 （4）社会人口特质（低社会经济地位人群） （5）妊娠年龄超过 35 岁 （6）个人既往史因素（如：低出生体重，妊娠年龄偏小，前次不良妊娠结局，超过 10 年以上的妊娠间隔）	当存在 2 项及以上中危因素时，可以考虑使用低剂量阿司匹林预防法

1. 妊娠期能吃阿司匹林吗？

　　妊娠期使用小剂量阿司匹林不增加母亲出血风险，不增加胎儿先天畸形发生率，不增加新生儿颅内出血等风险；哺乳期使用阿司匹林对新生儿也不会造成不良影响。但一小部分人确实可能因为服用阿司匹林产生副作用，包括过敏、恶心、呕吐、腹痛、肝肾损伤、哮喘，严重者可出现胃肠道出血、脑出血等。因此，要在专业医生的指导下用药。

2. 该从何时开始就需要服用这个"神药"呢？

对于存在子痫前期高风险（1 项及以上）或中风险（2 项及以上）孕妇，推荐在孕 11～14 周开始口服低剂量阿司匹林（100～150 mg），最迟不晚于妊娠 16 周开始使用。

3. 阿司匹林口服的剂量是多少呢？

我国妊娠期高血压疾病诊治指南建议每晚睡前服用小剂量阿司匹林（100～150 mg）。

4. 这个药要一直吃到宝宝出生吗？

妊娠期阿司匹林的停药时机一般建议分娩前 5～10 天停用或是预防性应用至妊娠 36 周停用。

因为阿司匹林可能影响血小板的功能，导致分娩时出血风险增加。如果服药过程中出现了阴道流血或者腹痛等症状，暂缓服药，及时就医评估。

（湖南省妇幼保健院　郑海霞）

运动和补钙也能预防妊娠期高血压疾病

妊娠期高血压疾病是妊娠与血压升高并存的一组疾病。除了规范产检、适当的饮食营养管理、口服阿司匹林肠溶片等方法，还可以通过运动和补钙来降低妊娠期高血压疾病的风险。下面我们就告诉您妊娠期运动和补钙的好处吧！

1. 运动的好处

运动可增强心血管功能，减轻焦虑和压力，改善代谢，控制体重，增强肌肉力量，增强身体柔韧性和平衡能力，从而降低妊娠期高血压疾病的风险。

2. 运动的方式

鼓励孕妈妈适当运动，运动形式包括有氧运动及抗阻力运动，如散步、孕妇体操、游泳、瑜伽等相对柔和的运动。避免剧烈运动，避免有摔倒或受伤风险的运动，避免在高海拔地区运动。

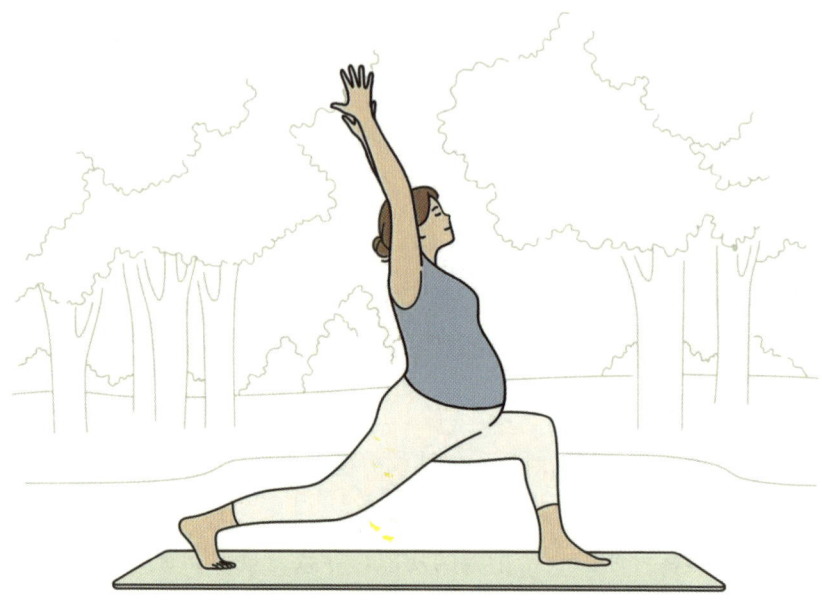

3. 何时运动

建议餐后 30 分钟后开始运动，妊娠期应每周进行 5 天，每次 30 分钟中等强度的运动，以自我感觉舒适为准。孕妇应该避免长时间、高强度的运动，以免对身体造成过大的负担。

4. 哪些情况下停止运动？

如果运动过程中出现不适，如胸闷、憋气、呼吸困难、头晕、眼花、恶心、呕吐、上腹不适、腹痛、阴道流血、流液等情况，应及时停止运动。

5. 哪些情况不宜运动？

患有重度子痫前期或子痫、严重心脏或呼吸系统疾病、1 型糖尿病、宫颈功能不全、持续阴道出血、先兆流产或早产、前置胎盘、胎膜早破、重度贫血、多胎妊娠等情况建议多休息，不宜过多活动。

6. 补钙治疗

钙元素有助血管扩张，舒缓血管压力，降低血压的效果。对于低钙摄入人群（<600 mg/d），推荐口服钙片，补充量至少为1~1.5 g/d，以预防子痫前期。

总之，定期产检、适当运动、合理饮食、按时服药等措施可降低妊娠期高血压疾病的发病风险，促进母婴健康。

（湖南省妇幼保健院　张　霞）

妊娠期一定要产检吗?

有的孕妈妈说，怀孕9个多月产检下来，问题一点也没有，产检单却厚厚一沓，难道就不能少做点产检吗？也有的孕妈妈怀孕后一头雾水，不知道什么时候去医院、去医院干吗？有些怀二胎或三胎的孕妈妈甚至还会有懈怠心理，认为产检可有可无。

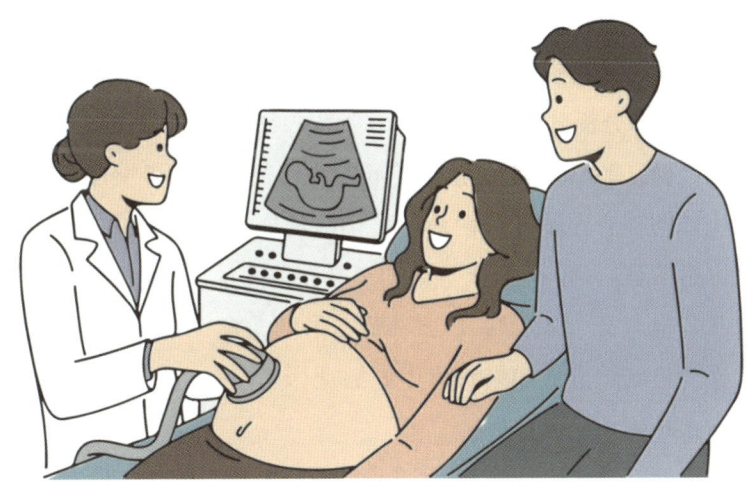

产检是降低孕妈妈死亡率和新生儿出生缺陷率的重要措施。规范化的产前检查对于早期识别高危妊娠和胎儿异常，及时采取干预措施，进一步降低孕妈妈死亡率和出生缺陷率具有重要价值。因此产检对每一个孕妈妈来说都至关重要，孕妈妈千万不要存在懈怠心理。

1. 产检多久做一次呢?

我国目前推荐的产前检查孕周分别是:第 1 次检查(妊娠 6~13^{+6} 周)、第 2 次检查(14~19^{+6} 周)、第 3 次检查(20~24 周)、第 4 次检查(25~28 周)、第 5 次检查(29~32 周)、第 6 次检查(33~36 周)、第 7~11 次检查(37~41 周,每周 1 次),共 11 次。有高危因素者,如合并妊娠期高血压疾病、胎儿生长受限、妊娠期高血糖、妊娠合并心脏病等,可酌情增加次数。

2. 产检做些什么项目呢?

第 1 次产检(6~13^{+6} 周):医生会详细询问孕妈妈的既往病史、手术史、家族史、月经史、婚育史、药物食物过敏史等,同时需要测量孕妈妈的身高、血压、体重,并完善血常规、尿常规、血型、空腹血糖、肝功能、肾功能、输血前四项(艾滋病、梅毒、乙肝、丙肝)、地中海贫血筛查、妊娠早期超声等检查。通过这次产检医生会全面评估孕妈妈的基本情况,建立妊娠期保健手册,确定孕周并推算预产期,评估妊娠期高危因素。

第 2 次产检(14~19^{+6} 周):此次产检需要完善无创 DNA 产前检查(NIPT)及中期唐氏筛查,对于有产前诊断指征的孕妈妈可以此时完善羊膜腔穿刺检查。医生会分析首次产检的结果、听胎心并指导孕妈妈补充钙剂、铁剂。

第 3 次产检(20~24 周):这个孕周的胎儿各脏器初步发育完成,所以此次产检最重要的检查是胎儿系统彩超,同时需要复查血、尿常规,而对于有早产高危因素的孕妈妈,还需要完善阴道彩超以测量宫颈长度。

第 4 次产检(25~28 周):口服葡萄糖耐量试验(OGTT)检查及血、尿常规是此次产检的重点。如果明确为妊娠糖尿病,医生将给予科学合理的营养和生活方式指导。

第 5 次产检(29~32 周):此次产检需复查胎儿系统超声检查,了解胎儿生长发育的情况及排查胎儿结构畸形,复查血、尿常规。孕妈妈要开始计数胎动的变化了,医院也会开展孕妈妈课堂指导分娩方式的选择、母乳喂养及新生儿护理。

第 6 次产检(33~36 周):这次产检开始增加新的产检项目——胎心监

护，可以评估胎儿宫内安危。如孕妈妈出现皮肤瘙痒不适，医生可能需要抽血完善肝功能检查以排除妊娠期肝内胆汁淤积症；孕 35~37 周还需要完善生殖道 B 族链球菌的检测。

第 7~11 次产检（37~41 周）：妊娠晚期孕妈妈每周至少做一次胎心监护，同时需复查胎儿 B 超了解胎儿的体重、胎方位、羊水及脐血流等情况。如出现病理情况如胎膜早破、羊水过少、胎儿窘迫等，医生可能会建议随时住院治疗。如超过预产期，一直没有产兆，孕 40~41 周，医生也会建议住院催/引产终止妊娠哦！

当然，每次产检都会有常规的保健内容，比如测量血压、体重、宫高、腹围、胎心，都是必不可少的。

所以，为了生出健康聪明的宝宝，为了准妈妈的身体健康，为了顺利生产减少风险，准妈妈一定要及时主动地定期产检。千万不要因为任何原因，忽视、耽误了产检，从而给自己和宝宝造成无法弥补的遗憾。

（湖南省妇幼保健院 李 慧）

妊娠期高血压疾病与血栓，不得不说的事

明明老话说"妊娠期要卧床保胎、产后要卧床坐月子"，为什么医生总要孕妈妈多活动呢？因为孕妈妈处于血液高凝状态，易形成下肢深静脉血栓，血栓脱落可导致肺栓塞危及生命。

1. 什么是血栓？

正常情况下，人体内凝血和抗凝处于动态平衡，让人体的血液在血管内自由流淌，不会形成团块，又能让人体在出血的情况下快速形成凝血块，减少出血量。当这种动态平衡被打乱时，血液中某些有形成分凝集形成的固体团块，称之为血栓。血栓使血管部分或完全阻塞，通常分为动脉血栓和静脉血栓。血液在静脉中流动的速度远慢于在动脉中的流速，加之静脉管壁薄，"弹性"远差于动脉，静脉内存在瓣膜，可以使血液形成涡流，因此静脉血栓多于动脉血栓。

2. 妊娠期高血压疾病孕妈妈为什么容易出现静脉血栓？

（1）妊娠期高血压疾病孕妈妈全身小动脉痉挛，血管内皮损伤，最终导致血小板聚集，血管壁通透性增加导致血液浓缩，增加血栓形成风险。

（2）妊娠生理改变。妊娠后孕妈妈血液中的凝血因子增加，抗凝的物质减少或活性降低，血液处于高凝状态。

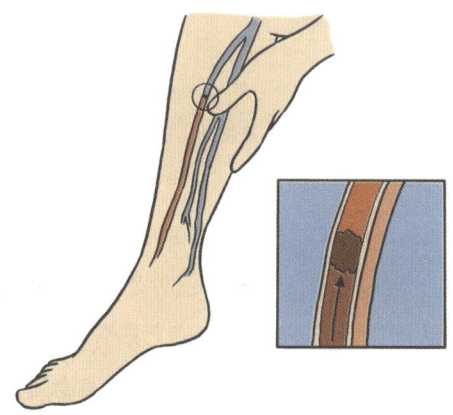

（3）妊娠期静脉回流障碍：随着妊娠的进展，孕妈妈的肚子也越来越大，增大的孕肚会压迫下腔静脉，影响下肢静脉回流。静脉回流障碍引起瘀滞可导致血栓形成；且左下肢静脉回流至下腔静脉途径迂回而延长，因此左下肢静脉血栓较右侧为多。

（4）孕酮的作用：孕酮可致血管平滑肌松弛，血流缓慢，下肢静脉发生淤血，从而导致血栓形成。

（5）辅助生殖技术应用增加：随着辅助生殖、试管婴儿技术的大量应用，以及妊娠期保胎导致的运动减少、大剂量孕激素使用增加血栓形成的风险。

（6）经剖宫产分娩的孕妈妈，因剖宫产术后伤口疼痛、术后活动明显减少，容易形成静脉血栓。

（7）产妇"坐月子"的风俗限制了产后活动。中国传统文化"坐月子"让产妇的运动明显减少，产后血栓形成风险增加。

3. 血栓形成有什么表现？

（1）患肢肿胀：静脉回流严重受阻，组织张力高，呈非凹陷性水肿。

（2）疼痛：通常是最早出现的症状，患肢突然肿胀、疼痛、有沉重感，活动后加重，血栓部位有压痛。

（3）皮温和皮色的改变：患侧肢体皮温较对侧明显升高，颜色苍白或青紫，又叫"股白肿"或"股青肿"。

（4）动脉搏动消失：血栓远端的动脉搏动减弱或消失。

（5）麻木、运动障碍：由于周围神经缺血，肢体可能会出现麻木及运动功能障碍。

（6）下肢静脉血栓严重时，会出现肢体坏死。

（7）血栓脱落，可能随血流进入肺部，引发肺栓塞，可导致呼吸困难、胸痛，甚至危及生命。

（湖南省妇幼保健院　郑海霞）

血栓预防有妙招

静脉血栓危害大，一旦形成，治疗周期长，难度大，而且容易复发。但是这个"小恶魔"也是可以预防的，孕产期做好以下几点，可预防血栓发生。

1. 一般措施

孕妈妈注意改善生活方式，如合理饮食，控制体重，鼓励多喝水，每天2 000 mL以上。妊娠期恶心呕吐反应严重的孕妇及剖宫产术后的产妇要给予补液，避免脱水导致血液浓缩。妊娠期多运动，避免久坐。顺产后鼓励尽早下床活动。剖宫产术后微抬双下肢，促进下肢静脉回流，术后 6 小时应多翻身，早期功能锻炼，尽早下床活动。

由于静脉血栓多发生在双下肢，所以孕妈妈孕期、产褥期要多做下肢活动，分为两种方式：

（1）被动运动：在手术当天麻醉清醒后按摩下肢。一次 30 分钟，一天至少 3 次。

（2）主动运动：踝泵运动（足踝关节旋转运动）。仰卧或坐于床上，大腿放松，缓慢用力地尽量大角度勾脚尖（向上勾脚，让脚尖朝向自己），保持 5

秒，再向下踩（让脚尖向下），在极限位保持5秒左右。然后放松，以踝关节为中心，脚部作360°绕环，可以通过顺时针和逆时针方向转动脚踝，4个动作为一组，尽力保持动作幅度最大绕环，可以使更多的肌肉得到运动。这样3个动作均完成视为一组，稍休息后可再次重复。建议孕妈妈每天踝泵运动3次，共15组/次，时长5~8分钟。

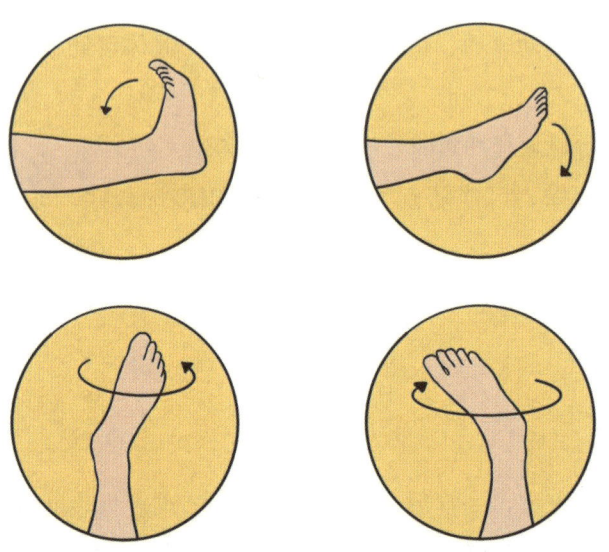

2. 机械预防

通过各种辅助装置或器械促进下肢静脉血流加速，包括穿弹力袜，使用间隙充气加压装置或足底静脉泵等。

3. 药物预防

遵医嘱进行个体化的预防性抗凝治疗。常见药物类型包括：普通肝素；低分子肝素，如依诺肝素钠（克赛）、低分子肝素钙（速碧林）；新型预防血栓药物利伐沙班。一般来说，妊娠期不宜使用利伐沙班，哺乳期使用需停止哺乳。妊娠期及产褥期有高危因素的孕妈妈应在医生指导下合理应用抗凝药物预防血栓形成。

4. 除了用药，我们还要做些什么？

（1）妊娠期要适当活动。如：散步、瑜伽等，控制体重，避免久坐。

（2）合理饮食。减少食盐的摄入；选择高蛋白、高纤维素的食物，避免高脂肪、高糖食物；保证体重适度增长，避免过度肥胖。

（3）平时避免久坐久站。久坐 2～3 小时要走一走或者拉伸一下。

（4）避免长时间卧床。如有先兆早产迹象或血压控制差的孕妈妈们，卧床时间较长的建议进行肢体运动。

5. 如何自我监测？

（1）看：下肢有无皮肤色泽改变、水肿、浅静脉怒张、肌肉深压痛。

（2）量：两侧同平面的腿围是否相差 ≥ 2 cm。

（3）症状：是否具有肺栓塞的三联征表现（胸痛、呼吸困难、咯血），以及意识淡漠、咳嗽、心悸、烦躁不安、濒死感等症状。

若有以上其中一条请及时就诊！

（湖南省妇幼保健院　郑海霞）

胖从"口"入，"病"从胖来

随着电影《热辣滚烫》的上映，"减肥"成为最热门的话题。根据《中国居民营养与慢性病状况报告（2020 年）》显示，我国 18 岁及以上居民超重率、肥胖率分别为 34.3%、16.4%，中国成人超重和肥胖的患病率超过 50%，且肥胖率呈上升趋势。肥胖是一种慢性代谢性疾病，不仅增加心血管疾病发生风险，还与多种慢性疾病甚至肿瘤的发生相关。孕妈妈作为特殊群体，在妊娠期又将如何科学增重呢？

1. 妊娠期增重不合理的危害

妊娠期是生命早期 1 000 天机遇窗口的起始阶段，妊娠期适宜的体重增长对母儿近期和远期健康均会产生至关重要的影响。妊娠期不适宜的增重问题容易引发母胎不良健康风险，包括流产、妊娠期高血压疾病、妊娠期糖尿病、胎儿宫内生长受限、新生儿低体重或巨大儿等不良结局。

2. 是什么导致妊娠期增重不合理呢？

（1）传统观念"一人吃，两人补"：很多孕妈妈受到老一辈思想的影响，从妊娠早期便开始大鱼大肉伺候着，从而导致妊娠期营养过剩，体重增长过度。殊不知长辈们当年过的是吃不饱穿不暖的生活，她们那个年代营养不良者居多，而现在人们的生活水平明显改善。时代在变化，观念也得更新。

（2）"家庭膳食外卖化"：对于上班族的孕妈妈，由于上班时间紧，下班后又懒得动，吃饭可能就用高油高盐高调料的外卖对付了，体重自然而然就上去了。

（3）"养胎""养膘"，养出来的肥与病："三孩"政策开放以来，高龄妊娠、辅助生殖技术、不良孕产史、高血压病史、糖尿病病史、肥胖等高危孕妈妈增加，妊娠艰难，好不容易怀上了，躺着保胎不活动，养出了肥与病。

3. 妊娠期该如何科学管理饮食呢？

《中国居民膳食指南（2022）》给我们提供了妊娠期营养膳食建议、运动指导，并告知了妊娠期注意事项。妊娠早期胎儿生长相对缓慢，对能量和各种营养素的需要量无须增加，维持妊娠前平衡膳食即可。即每天碳水化合物 150～200 g、蔬菜 300～500 g（最好新鲜绿叶蔬菜约占一半）、水果 200～350 g、奶制品 300 g、豆制品 30～35 g、鱼虾类 40～75 g、畜禽肉类 40～75 g、蛋类 40～50 g、油 25～30 g、盐≤6 g。如若妊娠早期呕吐比较严重、食欲不佳者可少食多餐，选择清淡或适口的膳食，但是每天摄取至少 130 g 碳水化合物，可首选易消化的粮谷类食物，如米、面、烤面包、烤馒头片、饼干等。保证碳水化合物的摄入量，可以预防酮症对胎儿神经系统的损害。妊娠早期注意补充叶酸 400 $\mu g/d$，预防胎儿神经管畸形。妊娠中晚期胎儿生长速度加快，需要适量增加奶、鱼、禽、蛋、瘦肉的摄入。妊娠中晚期奶类及其制品总摄入量要达 300～500 g/d；妊娠中晚期每天鱼、禽、蛋、瘦肉共计 150～250 g；常吃含铁丰富的食物如动物血、肝脏及红肉的瘦肉部分以补充铁剂，满足妊娠期对铁的需求，每周 1～2 次；选用碘盐，每周摄入 1～2 次富含碘的海产品，如海带、紫菜等。妊娠早期一天食物摄入量建议参考"一般人群平衡膳食宝塔"；妊娠中期及妊娠晚期一天食物摄入量建议参考"妊娠期妇女平衡膳食宝塔"。

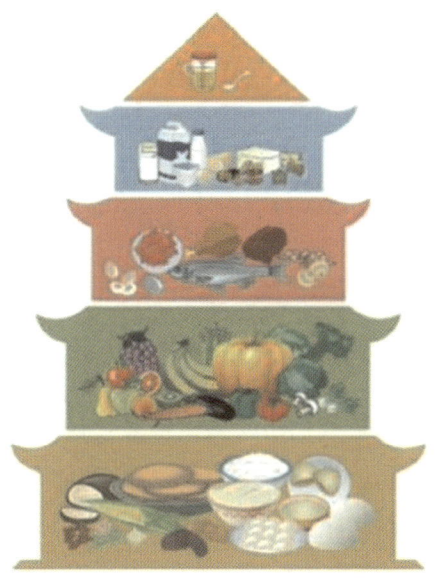

盐	<6 g
油	25~30 g
奶及奶制品	300 g
大豆及坚果类	35~35 g
畜禽肉	40~75 g
水产品	40~75 g
蛋类	40~50 g
蔬菜类	300~500 g
水果类	200~350 g
谷薯类	250~400 g
全谷物和杂豆	500~150 g
薯类	50~100 g
水	1 500~1 700 mL

一般人群平衡膳食宝塔

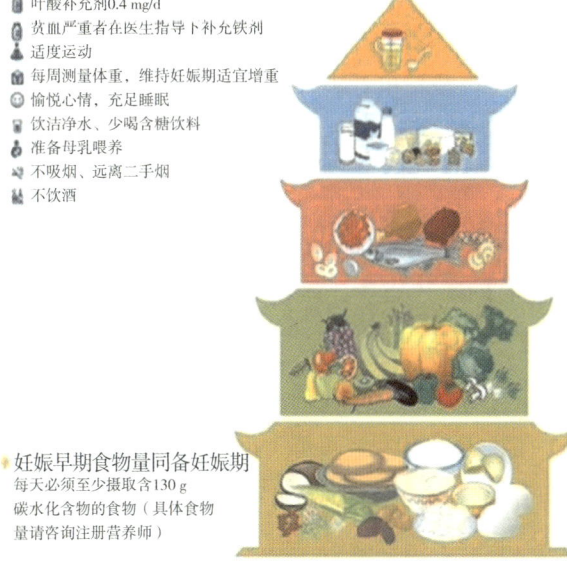

叶酸补充剂0.4 mg/d
贫血严重者在医生指导下补允铁剂
适度运动
每周测量体重，维持妊娠期适宜增重
愉悦心情，充足睡眠
饮洁净水、少喝含糖饮料
准备母乳喂养
不吸烟、远离二手烟
不饮酒

妊娠早期食物量同备妊娠期
每天必须至少摄取含130 g
碳水化含物的食物（具体食物
量请咨询注册营养师）

	妊娠中期	妊娠晚期
加碘食盐	<6 g	<6 g
油	25~30 g	25~30 g
奶类	300~500 g	300~500 g
大豆/坚果	20~10 g	20~10 g
鱼禽蛋肉类	150~200 g	200~250 g
瘦畜禽肉	50~75 g	75~100 g
	每周1~2次动物血成纤维	
鱼虾类	50~75 g	50~75 g
蛋类	50 g	50 g
蔬菜类	300~500 g	300~500 g
	每周至少一次海藻类蔬菜	
水果类	200~400 g	200~400 g
谷薯类	275~325 g	300~350 g
全谷物和杂豆	75~50 g	75~100 g
薯类	75~100 g	75~100 g
水	1 700~1 900 mL	

妊娠期妇女平衡膳食宝塔

（湖南省妇幼保健院　潘　华）

孕妈妈如何获取优质蛋白质?

孕妈妈们,你们知道吗?在妊娠期,身体对优质蛋白质的需求大大增加。这是因为蛋白质对胎儿的器官和组织的生长特别重要。那么,如何获取优质蛋白质呢?下面,我们就来聊聊食物中的蛋白质,让你们更清楚每种食物里有多少蛋白质,以及它们有多重要。

1. 蛋白质为什么重要?

蛋白质就像是咱们身体的"建筑师",它不仅帮助细胞、组织和器官一点点长大变强;还像个小超人一样,保护我们不受病菌侵害,让我们身体更强壮;而且它还是我们日常活动的"能量加油站",参与运输和储存营养物质。所以,孕妈妈们一定要多吃优质蛋白质,就像是给宝宝和自己穿上了一层坚固的保护衣,让咱们都健健康康、活力满满!

2. 哪些食物含有蛋白质?

(1)动物性食物:

肉类:每当你食用100 g鸡胸肉或猪里脊肉,你其实已经摄入了一小把坚果那么多的蛋白质(约20 g),而且脂肪负担很轻,是追求健康饮食的明智之选。

鱼类:三文鱼和鳕鱼,每100 g鱼肉里藏着15~25 g的蛋白质,这分量就像是你半包小零食的满足感,同时还附赠了宝宝大脑最爱的ω-3脂肪酸,营养满满。

蛋类:想象一下,一个中等大小的鸡蛋(约50 g),它的蛋白质含量就有6~7 g,差不多是一个小勺子冰淇淋那么多。再加上满满的维生素和矿物质,早餐来一颗,美好一天由此开始。

乳制品:每当你享受100 mL的牛奶或酸奶,你其实已经摄入了大约一颗小葡萄那么重的蛋白质(3~4 g)。而且,它们还是骨骼健康的守护者,钙质满满。

（2）植物性食物：

豆类：黄豆、黑豆这些豆类，每100 g豆类含30～40 g的蛋白质，这重量相当于半个小苹果，同时还附赠膳食纤维和矿物质的大礼包。

谷物：大米、小麦粉等主食，虽然每100 g小麦粉所含的蛋白质含量不算多（10～12 g），但这小块巧克力的量却是日常能量的重要来源，不可或缺。

蔬菜：菠菜、西蓝花这些绿叶蔬菜，别看它们每100 g蔬菜只有2～4 g的蛋白质，这量虽小，却像一小撮糖那么珍贵，富含维生素，助力蛋白质吸收，为健康加分。

坚果：核桃、杏仁等坚果，美味又营养，每100 g坚果中含有10～20 g的蛋白质，这量就像几片薯片那么满足，同时还富含健康脂肪和微量元素，是解馋又健康的好选择。

3. 蛋白质的需要量是多少？

一般成年人每千克体重每天需要摄入0.8～1.2 g蛋白质。孕妇、哺乳期等特殊人群，可适当增加到每千克体重1.5 g蛋白质。

4. 怎么搭配吃蛋白质？

（1）多样化：不要只吃一种食物，要动物性和植物性都吃，这样营养才全面。

（2）搭配着吃：比如，把豆子和米饭一起吃，或者把坚果和蔬菜一起当零食，这样蛋白质的吸收会更好。

（3）适量就好：不要吃太多也不要太少，根据自己的情况和医生的建议选择。

（4）合理分配：将蛋白质合理分配到各餐中，而不是集中在某一餐大量摄入，更有利于身体吸收利用。

总之，孕妈妈要记得每天吃点优质蛋白质，这样宝宝才能健康成长哦！

（湖南省妇幼保健院 唐汪澜）

高能预警！出现这些情况有可能是高血压了

妊娠期高血压疾病是妊娠期特有的一种疾病，严重时可能危及母婴生命安全。有什么办法能早点发现高血压吗？当然有。孕妈妈在妊娠期出现以下信号要及时前往医院就诊。

1. 病理性水肿

水肿最先出现在小腿及踝部，逐渐可发展为大腿、会阴，甚至全身。如果按压自己的小腿前侧胫骨处，会凹陷下去，半天不回弹，且这种水肿休息后也不会缓解或者消失。

2. 体重过度增加

孕妈妈妊娠中晚期体重增加不超过每周 0.5 kg，如果体重增长过快，有时不仅仅是营养过剩，还有可能是低蛋白血症引起的水肿，要警惕妊娠期高血压疾病。

3. 血压轻度升高和血压波动（包括高血压前期和相对性血压升高）

高血压前期：血压大于 130/80 mmHg，但小于 140/90 mmHg。

相对性血压升高：血压较初次产检升高 30/15 mmHg。

4. 胎儿生长受限趋势

妊娠期高血压疾病往往存在子宫螺旋动脉重铸不足、胎盘灌注下降，导致宝宝发育受限。因此，一旦 B 超发现胎儿生长受限，建议完善 24 小时动态血压、24 小时尿蛋白等检查，明确是否有妊娠期高血压疾病。

5. 血小板计数呈下降趋势

由于全身小动脉痉挛，血管内皮损伤，血小板聚集与消耗，可出现血小板减少的情况，一旦出现血小板呈下降趋势，需警惕妊娠期高血压疾病的发生。

6. 低蛋白血症和蛋白尿

妊娠期高血压疾病可能导致肾功能损害，出现尿蛋白，因此建议完善相关检查，同时排除肾脏疾病、自身免疫性疾病等导致的蛋白尿。

7. 羊水过少

妊娠期高血压疾病可能影响胎盘灌注导致羊水过少，因此发现羊水过少，需完善妊高征相关检查。

孕妈妈们，妊娠期一旦出现这些预警信号，就需要引起重视，仔细排查各种原因，必要时住院治疗。

（湖南省妇幼保健院　郑海霞　游一平）

✳ 并发症篇 ✳

子痫知多少？

1. 子痫是什么病？

子痫是妊娠期高血压疾病最严重的阶段，也是主要的神经系统并发症，是造成孕妈妈及胎儿死亡的最重要的原因，因此危害极大。

其实古人对子痫有较深刻的认识。我国古医书《小品方》记载："妊娠忽闷，眼不识人，须臾醒，醒复发，亦仍不醒者，名为痉病，亦号子冒。"巢元方《诸病源候论·妊娠痉候》则把"妊娠子冒"称为"妊娠子痫"，二者所描述的证候几乎相同。

2. 子痫发生时有什么样的临床表现？

子痫多数发生在产前，部分发生在产时或产后 48 小时。发作前孕妈妈通常高血压病情不断加重，当然也有少数子痫发生时孕妈妈血压升高并不明显。80％左右的孕妈妈发生子痫前会有持续性头痛，主要部位为前额部和枕部，孕妈妈会出现视物模糊、畏光等表现。

子痫发作时孕妈妈首先表现为眼球固定，直勾勾地盯着某个方向，孕妈妈头会偏向一侧，牙关紧闭，面部肌肉抽搐，伴有双手紧握，双臂屈曲，全身肌肉强直抽搐。抽搐发作时孕妈妈可出现呼吸暂停，面色青紫，短暂性意识丧失。抽搐持续时间一般是 1~1.5 分钟，之后全身肌肉松弛，随之出现深而长的呼吸，可伴有鼾声。抽搐过后可恢复意识，但有些孕妈妈频繁抽搐发作或抽搐持续时间长，可陷入昏迷。

3. 子痫会对孕妈妈、胎儿及新生儿有什么危害呢？

子痫通常发生在血压控制欠佳的孕妈妈，严重持续的高血压可导致孕妈妈出现颅内出血、昏迷、脑疝，胎盘早剥，危及母儿生命。抽搐过程中孕妈妈意识丧失，牙关紧闭可发生舌咬伤，或者因为意识丧失出现坠床导致骨折，舌根后坠造成窒息。还可能出现胎儿窘迫、胎死宫内、新生儿窒息等。

4. 子痫发生时该如何处理？

子痫发生时要采取一系列急救措施。医生要采取措施让孕妈妈保持呼吸道通畅，吸氧、开通静脉通道，维持呼吸循环的稳定。同时要保持室内环境安静，避免声光对患者的刺激，以免诱发子痫。还要固定孕妈妈双手及双脚，避免坠地受伤，同时放置压舌板以免孕妈妈舌头咬伤。

此时医生会使用硫酸镁来控制抽搐。因为硫酸镁不仅可以使骨骼肌松弛，缓解血管痉挛，还可以改善孕妈妈和胎儿的氧气代谢，是控制子痫发作的首选药物。若患者无法使用硫酸镁或硫酸镁治疗效果不佳，会使用镇静药物如苯妥英钠、地西泮或者冬眠合剂。

子痫发作时容易并发心脑血管意外。医生会为患者静脉滴注降压药物，要求尽快将血压控制在 140/90 mmHg 以下。必要时还会使用降低颅内压的药物。因为抽搐和呼吸暂停，患者会出现缺氧和酸中毒，纠正体内的酸中毒也非常重要。子痫发生时要重点监测胎儿宫内安危，抽搐控制后即可考虑行剖宫产终止妊娠。产后也要严密监测血压变化，继续静脉滴注硫酸镁 24~48 小时预防子痫复发。

5. 子痫能够预防吗？

妊娠期重视产检，对有子痫前期高危因素的孕妈妈建议从妊娠 11~14 周开始口服阿司匹林预防子痫前期，平时钙剂摄入量低的孕妈妈建议每天补充钙剂 1~1.5 g。妊娠期定期监测血压，如出现血压升高、水肿加剧，头晕头痛、视物模糊等不适，建议积极就诊。妊娠期血压高的孕妈妈，在医生的指导下合理使用降压药物，建议控制血压在 140/90 mmHg 以下。对于血压高并发心、肺、肝、肾等脏器功能损害时，要及时使用硫酸镁静脉滴注治疗，可以松弛骨骼肌，缓解血管痉挛，减少血管内皮损伤，改善母体和胎儿血氧代谢，是预防子痫发作的首选药物。

（湖南省妇幼保健院　蒋玉蓉）

明明是高血压，怎么肝脏出问题了？

刘女士妊娠 30 周，出现了严重的妊娠期高血压，不仅头晕头痛、视物模糊、全身水肿，近两天又出现恶心呕吐，上腹部还疼痛厉害，总之是哪里都不舒服。一到医院检查，肝脏居然出现了血肿，这是怎么回事呢？

医生告诉刘女士，妊娠期高血压是妊娠期特有的严重并发症，对孕妈妈、胎儿及新生儿可能造成一系列严重的影响。妊娠期高血压疾病的基础病理改变就是全身的小动脉痉挛，可以导致脑、心、肝、肾、肺、胎盘等多脏器功能损害。刘女士就是出现了妊娠期高血压疾病严重的肝脏并发症——HELLP综合征（溶血-肝酶升高-血小板减少综合征）。

1. HELLP 综合征有什么样的临床表现呢？

HELLP 综合征是因为血压升高，导致肝脏门静脉周围出血，严重时门静脉周围坏死、肝脏包膜下出现血肿甚至肝脏破裂，可导致大出血而危及母儿生命。对于妊娠期高血压的孕妈妈，如果出现上腹部或右上腹疼痛、恶心呕吐等不适，应该及时到医院行血常规、肝功能、心肌酶及肝胆 B 超检查等。如果外周血涂片检查发现红细胞破坏，呈现破碎红细胞或球形红细胞等异形细胞，血小板减少，肝功能检查发现转氨酶、胆红素明显升高，乳酸脱氢酶也异常升高，要高度怀疑 HELLP 综合征。严重的患者 B 超可以发现肝脏包膜下血肿等声像改变。部分患者还可能出现凝血功能障碍，甚至血尿、消化道出血等严重表现。

2. HELLP 综合征发生了该如何处理？

HELLP 综合征一旦发生，危害很大，必须立即住院治疗。医生会根据孕周的大小、母体病情的严重程度、胎儿有无宫内窘迫等情况综合评估。HELLP 综合征一般会输注地塞米松改善血小板减少及肝酶升高等情况，对于血小板异常减少的孕妈妈，需要输注血小板及新鲜血浆以减少产时或手术出血风险。如果孕周大于 34 周，胎儿基本成熟，孕妈妈有先兆肝脏破裂或病情恶化等情况，医生会建议立即手术终止妊娠。如果孕周小于 34 周，胎儿宫内情况良好，孕妈妈病情比较平稳，医生会先给予药物地塞米松促胎肺成熟治疗后再终止妊娠。

3. HELLP 综合征该如何预防呢?

孕妈妈在整个妊娠期一定要严密监测血压情况。高血压的孕妈妈要按照医生的要求服用降血压药物，一般建议控制血压在 130～140/80～90 mmHg，血压过高需要及时调整药物用量，血压太低可能会影响胎盘供血及肾血流量。如果出现头晕头痛、胸闷气促、恶心呕吐、腹部疼痛或右上腹疼痛、眼花视物模糊、胎动异常增多或减少等不适，应该及时就医。

（湖南省妇幼保健院　蒋玉蓉）

得了脑白质病变，孕妈妈会变傻吗?

张女士妊娠期诊断为妊娠期高血压疾病，近几日因为血压控制欠佳，出现严重头晕头痛等症状，经过脑部磁共振检查（MRI）后诊断为可逆性后部白质脑病综合征。"脑白质病变，会不会变傻呀？"张女士担忧不已。

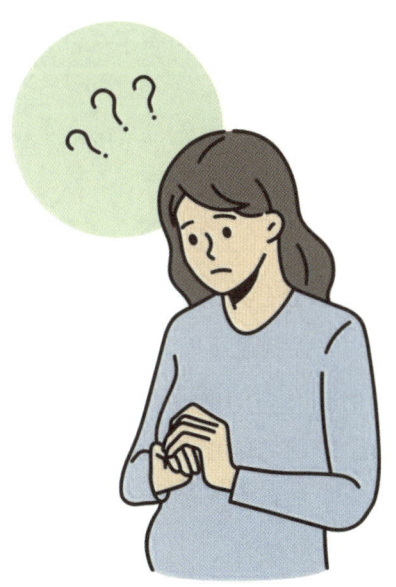

1. 什么是可逆性后部白质脑病综合征？

可逆性后部白质脑病综合征是依据影像学检查诊断的疾病，是高血压（或血压波动）、肾衰竭、重症感染或使用细胞毒性药物引起的急性中枢神经系统紊乱综合征。

对于妊娠期高血压疾病的孕妈妈来说，血压控制不佳可能出现子痫、颅内出血、脑梗死、可逆性后部白质脑病综合征等中枢神经系统损伤。正常人大脑血管有一个自我调节机制，脑血管平滑肌可以随着血压的变化相应地收缩或舒张，从而维持脑血流量的稳定。当血压急性升高时，超过人体大脑的血脑屏障自身调节范围，导致脑血管舒张，毛细血管通透性增加，红细胞、血浆渗出到血管外，可发生脑血管源性水肿。如果病情继续发展，病变部位由脑白质进一步累及脑灰质，脑血管源性水肿会进展为脑细胞源性水肿，会出现偏瘫、脑出血等脑血管意外，危及生命。

2. 孕妈妈发生可逆性后部白质脑病综合征有什么样的临床表现？

常见的临床症状有意识障碍、癫痫、头痛、视觉障碍、视野缺损、恶心、呕吐等。头痛是早期症状，疼痛的部位可以是整个头部、前额部、后枕部或双侧颞部。疾病进展较快速，多数患者起病不久就出现意识障碍，甚至视物模糊、视觉功能丧失等。

孕妈妈一旦出现上述症状，建议行头部 MRI 检查，妊娠期行 MRI 检查对孕妈妈及胎儿是安全的。

3. 可逆性后部白质脑病综合征如何治疗呢？

治疗主要是以去除病因、控制血压以及支持治疗为主。

（1）降压：对于血压明显升高的患者，要控制血压至正常或接近正常水平。血压下降不能过快、过低，否则可使脑血流灌注不足，导致脑损伤加重；也可能导致孕妈妈出现子宫胎盘血流急剧下降，危及胎儿宫内安危。

（2）呼吸管理：保障充分氧供。

（3）癫痫：癫痫发作时可选择抗癫痫药物地西泮、苯巴比妥等，孕妈妈可使用硫酸镁治疗。

（4）其他器官系统功能：动态复查血常规、肝肾功能、凝血功能、电解质和血气分析等检查。

4. 可逆性后部白质脑病综合征会恢复吗？

顾名思义，可逆性后部白质脑病综合征是可逆的，只要能够早期诊断，积极治疗，当各种病因去除以后，可以很快恢复正常，完全不会留下任何后遗症，孕妈妈自然也不会因此"变傻了"。如果诊治延误，则可能留下永久性脑组织损伤。孕妈妈下次妊娠时，还是有可能复发的，因此，整个妊娠期一定要严格监测管理血压。

（湖南省妇幼保健院　蒋玉蓉）

心灵的窗户为什么看不清这个世界？

眼睛是心灵的窗户，得了妊娠期高血压疾病为何会看不清东西呢？

妊娠期高血压疾病是指妊娠 20 周后孕妈妈发生的以高血压、水肿及蛋白尿为特征的一组临床综合征。孕妈妈不仅会出现血压升高、蛋白尿、全身水肿、肝肾功能损害，还会出现眼睛功能异常。临床上患者可能会出现视物模糊、眼底出血、视网膜剥离，甚至失明。

临床工作中，我们会建议妊娠期高血压孕妈妈做个眼底检查，主要是了解眼底情况。通过观察眼底情况，可以帮助医生对妊娠期高血压疾病做出正确的诊断和治疗。

妊娠期高血压疾病基本病理生理改变主要是全身小动脉的痉挛。眼底动静脉血管是全身唯一可以直视观察到的血管，因此眼底检查具有协助医生早期诊断的意义。正常的眼底看上去像一个圆圆的、红红的太阳，出现妊娠期高血压疾病时，眼底的病变表现为视盘水肿，动脉痉挛、硬化，视网膜出血、渗出，甚至视网膜脱离。这些改变提示临床医生高血压疾病的严重程度，可能随时威胁着母胎的安全。

视网膜病变可以分为三期：

Ⅰ期（视网膜动脉痉挛期）：视网膜血管功能性收缩为主。检查可见视网膜动脉狭窄弯曲，动、静脉直径比例失常，动脉痉挛变细，由正常的2∶3变为1∶3或1∶2，动脉管径粗细不均。

Ⅱ期（视网膜动脉硬化期）：视网膜血管器质性狭窄为主。检查可见视网膜动脉反光增强及动静脉交叉压迫征象，外观呈铜丝样或银丝样。

Ⅲ期（视网膜病变期）：检查可见眼底渗出、出血及视盘水肿，视网膜动脉明显变细，静脉明显怒张，严重的患者可见视网膜脱离。

一般来说，妊娠期高血压疾病患者的病情与其眼底病变的严重程度成正比。通过眼底检查可以方便、快捷、直观地反映出孕妈妈全身血管病变的程度。医生会综合评估孕妈妈的血压、眼底、肝肾功能、心肺功能、凝血功能及胎儿的宫内情况，全面分析病情，采取合适的治疗措施，选择合适的终止妊娠时机和分娩方式，对降低母婴死亡率均具有重要的临床意义。

因此，当医生建议孕妈妈做眼底检查时，需要积极配合哟！

（湖南省妇幼保健院　蒋玉蓉）

关于肾脏的"信号灯"

张女士妊娠后诊断为妊娠期高血压疾病，产检医生总安排她进行尿液和肾功能检测，这是为什么呢？

1. 妊娠期高血压疾病为什么会导致肾功能损害？

患有妊娠期高血压疾病的孕妈妈会出现全身的小动脉痉挛，当然也包括肾脏小动脉痉挛收缩。肾血管收缩会导致肾血流量和肾小球滤过量下降，导致肾功能异常，表现为肾功能的检查指标尿酸、肌酐和尿素氮水平增高；还可以导致肾小球内皮细胞肿胀，血浆中的蛋白质经肾小球漏出，形成蛋白尿；肾功能严重损害时，可导致少尿、无尿和肾衰竭。

2. 如何早期诊断妊娠期高血压疾病导致的肾功能损害？

妊娠期高血压疾病的最初表现形式多种多样，有的孕妈妈最初表现为血压升高，有的孕妈妈最初表现为尿液中出现尿蛋白。因此孕妈妈产检时，医生经常建议进行尿液检测。尿液检测方便，简单而且实惠，一旦尿液检测出现尿蛋白可能是妊娠期高血压疾病的预警信号。

一般来说，尿常规中发现尿蛋白仅仅一个定性检测，要想明确尿蛋白的具体数值，可以进行 24 小时尿蛋白定量检测，也就是建议孕妈妈留置 24 小时尿液，再进行检查，如果 24 小时尿蛋白定量＞0.3 g 即为异常。或是测量尿白蛋白/肌酐比值，也可以用于监测尿蛋白排出情况，有助于及时发现肾脏早期损伤。因为蛋白从尿液中丢失，大量的蛋白尿会导致孕妈妈出现严重的低蛋白血症，继发出现腹水、胸腔积液，严重时出现肺水肿、脑水肿、全身水肿等异常，患者会出现胸闷、气促、呼吸困难，腹胀等不适。

通常医生还会抽血检查肾功能，根据血液肌酐、尿素氮、尿酸等指标评估患者的肾脏功能。另外一个评估指标是尿量，孕妈妈 24 小时尿量小于 400 mL 称之为少尿，24 小时尿量小于 100 mL 称之为无尿，如果出现少尿或无尿也是肾功能严重受损的重要指标。

3. 如何减少妊娠期高血压疾病导致的肾功能损害？

妊娠期高血压疾病孕妈妈，妊娠后必须严密监测血压情况。血压控制不佳，可能因血压严重升高导致心、脑、肝、肾等脏器损害，以及胎盘早剥、胎死宫内等并发症。当然血压也不是越低越好，血压控制过低可能影响肾脏的血流量导致肾功能损害。

如果妊娠期高血压孕妈妈出现大量的蛋白尿，血肌酐、尿素氮、尿酸异常升高，伴有少尿或无尿，要高度警惕病情加重，应该及时就诊。

（湖南省妇幼保健院 蒋玉蓉）

妊娠期高血压疾病与心力衰竭
——对难兄难弟：相见不如怀念

1. 妊娠期高血压疾病所致心力衰竭对母婴安全有影响吗？

妊高征并发心力衰竭是妊娠期常见的严重并发症之一，对母婴健康构成严重威胁。随着人们生活方式的改变和生育年龄的推迟，该疾病的发病率呈上升趋势。

目前，妊高征并发心力衰竭已成为孕妈妈和围产儿死亡的重要原因之一。该疾病的发生与多种因素有关，如高血压、心脏病家族史、多胎妊娠、贫血、高龄、肥胖等。

妊高征并发心力衰竭可导致孕妈妈出现呼吸困难、乏力、下肢水肿等症状，严重时甚至可能出现急性肺水肿、心源性休克等严重后果。此外，该疾病还会对胎儿的生长发育产生不良影响，增加早产、低出生体重、胎儿宫内窘迫、新生儿窒息等风险。

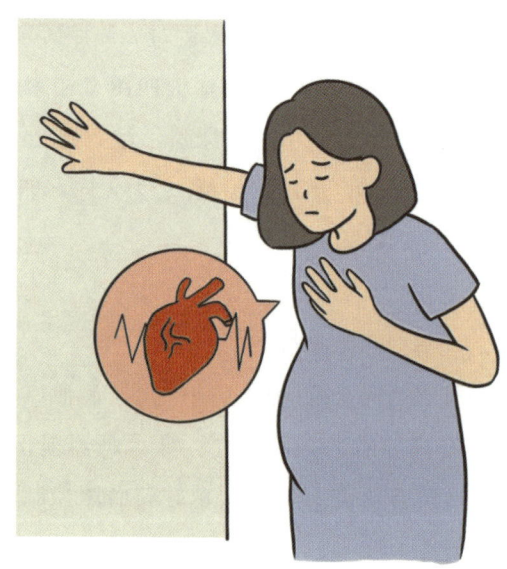

2. 什么是心衰呢？妊高征导致的心衰与我们平常所说的心衰又有什么差别呢？

心衰，也就是心力衰竭。从字面理解，心力衰竭，也就是心脏的功能在慢慢地减弱。心脏就像一台发动机，每天不知疲倦地将大量的血液泵出心脏，输送到全身各处。心衰就是心脏的泵血能力或者心脏的充盈能力出现了问题，心脏射出去的血不能满足人体的需要，导致的一系列问题。妊高征患者由于血压升高，导致血管痉挛和心脏负担加重，当超过了心脏的代偿能力后，就会导致心脏的泵血能力不足，从而导致心衰；因此妊高征导致的心衰，主要影响了心脏的泵血能力，以左心衰为主。

3. 妊高征导致的心衰一般都有哪些症状及不适呢?

前面已经讲过了,心衰产生的病理基础是心脏的泵血功能或者心脏的充盈能力不行了。那么,心衰的症状主要是围绕这两个方面产生的。下面我们主要讲一下妊高征导致的心衰会出现哪些不适。

(1) 活动耐力下降或者活动后恢复时间变久:什么是活动耐力下降呢?举个例子,王女士原来可以一口气上 4 楼,脸不红,气不喘的。现在不行了,只能上 1 楼了,再往上走必须停下来休息一会。这就是所谓的活动耐力下降。

什么又是活动后恢复时间变久? 还是打个比方,还是爬楼梯。老张以前上 4 楼,虽然有点累,但是稍微休息下,就恢复体力了。现在不行了,勉强上 4 楼,要休息很久,才缓过来。

为什么会出现活动耐力下降呢? 因为心脏泵血能力下降了。举个例子,假设原来心脏每分钟射出去的血有 4 L,泵血能力下降后,每分钟只能往外泵血 3 L。血液携带氧气以及各种营养物质,我们人体的活动每时每刻都需要氧气的支持。心脏射血少了,人体需要的氧气得不到满足,人体的活动耐力自然就减少了。

(2) 劳力性呼吸困难:劳力性呼吸困难是指人在用力活动的时候出现呼吸困难。人在用力活动的情况下,对氧气的需求增加,但是心脏泵血能力下降了,无法满足需求。那么这个时候,人自然想要多吸一些氧气,就会表现为大口喘气,呼吸困难。

(3) 心跳可能加快:心脏泵血能力下降,那么心脏每次泵血排出的血液减少。人体会自动调节,希望每分钟排出去的血液能够多一些。每分钟排出血量=每分钟心跳(心率)×每次射血排出的血量。因为每次射血的量减少,为了提高每分钟排出量,只有让心脏跳得快一点。

4. 心衰有轻有重,要如何判断病情轻重呢?

(1) NYHA 分级:

Ⅰ级:日常活动不受限制,一般活动下不会引起乏力、呼吸困难等心衰的表现。

Ⅱ级：体力活动轻度受限，休息时没感觉，一般活动下可出现心衰症状。

Ⅲ级：体力活动明显受到限制，低于一般活动就可引起心衰症状。

Ⅳ级：不能从事任何体力活动，休息状态下也存在心衰症状，活动后加重。

（2）6分钟步行试验：就是在平坦的地方走路，尽自己所能，走6分钟，测量6分钟行走的距离，根据所走的距离，判断病情轻重。<150 m，属于重度心衰；150~450 m，属于中度心衰；>450 m，属于轻度心衰。

5. 妊娠期高血压疾病孕妈妈，平时要怎么做，才能避免心衰的发生呢？

（1）定期产前检查：及时发现并处理妊高征等妊娠期并发症，预防心力衰竭的发生。

（2）控制体重与饮食：保持适当的体重增长，合理饮食，避免过度摄入盐和脂肪，有助于降低妊高征和心力衰竭的风险。

（3）适量运动：适当的运动有助于控制体重、降低血压，提高心肺功能，预防心力衰竭。

（4）密切监测：对妊娠期高血压疾病孕妈妈密切监测是否有心衰的征兆，观察血压、心率等指标的变化，还可以做心电图、心脏彩超、抽血查 BNP、心肌酶、肌钙蛋白等指标，综合评估是否出现心衰，以便及时采取措施。

（5）药物治疗：在医生的建议和指导下，合理使用降压、利尿等药物，预防感染，纠正贫血，控制血压在正常范围，减轻心脏负担，预防心力衰竭。

（6）及时治疗：一旦发现孕妈妈有妊高征并发心力衰竭的迹象，应及时就医，接受治疗，防止病情恶化。

（岳阳市妇幼保健院　康昭海）

胎盘早剥——母婴健康的杀手

1. 胎儿的生命通路——胎盘

胎盘是联系胎儿和母体、维持胎儿生长发育的重要器官。胎盘具有物质交换、防御、合成和免疫等多种功能。比如物质交换，包括母胎之间氧气、二氧化碳等气体的交换，维持胎儿呼吸系统的功能；葡萄糖、氨基酸、脂肪酸、钙、铁、磷等营养物质也是通过胎盘供应给宝宝；还可以帮助排出胎儿的代谢产物等。因此，我们可以把胎盘称之为胎儿的生命通路。

2. 胎盘早剥是什么？

女性正常妊娠分娩时，在胎儿娩出后，子宫会收缩变小，引起子宫壁和胎盘的错位，胎盘从子宫壁上剥离。因此，胎盘剥离应该发生在胎儿娩出之后。

胎盘早剥是妊娠 20 周后，附着位置正常的胎盘在胎儿娩出前部分或全部从子宫壁剥离，这样就会导致胎儿生命通路的中断。因此，胎盘早剥是妊娠中晚期的一种严重并发症，往往起病急、进展快，危害大。

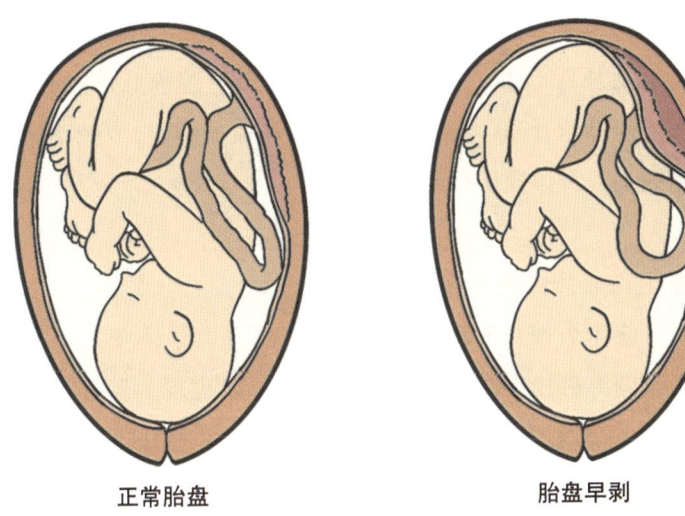

正常胎盘   胎盘早剥

3. 为什么妊娠期高血压疾病患者容易发生胎盘早剥？

正常妊娠时胎盘的滋养细胞会浸润子宫内膜，直至达到子宫肌层的内 1/3，并且进入子宫螺旋动脉管腔，逐渐替代血管壁的平滑肌细胞。子宫动脉由高阻力低容量血管转化为低阻力高容量血管，以提高胎盘的血流量，确保母胎之间的气体和营养物质交换正常，以促进胎儿生长发育。

部分女性因为子宫螺旋动脉重铸不足，螺旋动脉的平均直径仅为正常孕妈妈螺旋动脉直径的 1/2。妊娠期高血压还可以导致血管内皮损害及胎盘血管急性动脉粥样硬化，使胎盘功能下降，可引起胎儿窘迫，胎儿发育不良，若胎盘血管床破裂，血液在胎盘和子宫壁之间形成血肿，导致胎盘与子宫壁剥离，造成胎盘早剥，严重时可危及母儿生命。

4. 哪些人容易发生胎盘早剥?

（1）血管病变：患有重度妊娠期高血压疾病、慢性高血压、慢性肾脏疾病的孕妈妈容易发生胎盘早剥。

（2）机械性因素：孕妈妈腹部受到外伤、行胎位外倒转术、脐带过短或脐带绕颈，均可引起胎盘早剥。

（3）子宫体积骤然缩小：双胎妊娠第一胎娩出后，羊水过多、过快地流出，使子宫内压骤然降低，胎盘与子宫错位而剥离。

（4）子宫静脉压突然升高：晚期妊娠或临产后孕妈妈长时间处于仰卧位，可发生仰卧位低血压综合征。巨大妊娠子宫压迫下腔静脉，回心血量减少，子宫静脉淤血，静脉压升高，导致蜕膜静脉床淤血或破裂，发生胎盘剥离。

（5）其他因素：母体滥用可卡因、吸烟。

5. 胎盘早剥的临床表现是什么?

胎盘早剥的临床表现是阴道流血、腹痛，可伴有子宫张力增高和子宫压痛，特别是胎盘剥离处压痛最明显。部分患者可以表现为胎心的异常，严重时子宫硬如板状，孕妈妈会出现面色苍白、出冷汗、血压下降、失血性休克等症状，甚至出现孕妈妈凝血功能障碍及胎死宫内。

根据病情严重程度可以分为0级、Ⅰ级、Ⅱ级、Ⅲ级胎盘早剥，级别越高，危害越大。0级一般是分娩后通过检查胎盘明确诊断；Ⅰ级表现为阴道出血，但子宫软，无胎儿窘迫；Ⅱ级是出现胎儿窘迫或胎死宫内；Ⅲ级是孕产妇出现休克症状，部分孕妇病情严重可出现凝血功能异常。

6. 胎盘早剥如何治疗?

胎盘早剥的处理主要是要做到早期识别，如果出现休克的症状，要积极处理。对于孕周小，远离足月的Ⅰ级胎盘早剥可适当延长孕周，给予促胎儿肺成熟治疗，同时严密监测胎盘早剥病情有无进展。对于Ⅱ级、Ⅲ级胎盘早剥要及时终止妊娠。Ⅰ级胎盘早剥，如果胎心正常，宫口开大，短时间能结束分娩，可以尝试阴道分娩。如果是重型胎盘早剥，建议尽快手术终止妊娠，同时积极治疗凝血功能障碍，减少产后出血、胎儿窘迫、急性肾衰竭、羊水栓塞等严重并发症的发生。

（湖南省妇幼保健院　蒋玉蓉）

孕妈妈血压高会导致宝宝羊水少吗？

　　羊水过少一直是一个让很多孕妈妈焦虑不已的话题，什么是羊水过少？为什么会发生羊水过少？羊水过少与孕妈妈血压高又有什么样的关联呢？血压高的孕妈妈出现了羊水过少该怎么办？现在就来为大家一一解密。

1. 什么是羊水过少？

　　充满在羊膜腔内的液体，称为羊水。妊娠期随着孕周增长羊水量逐渐增加，至妊娠 38 周平均约达 1 000 mL，此后羊水量逐渐减少。至妊娠 40 周羊水量约 800 mL。过期妊娠羊水量明显减少，可减少至 300 mL 以下。

　　妊娠晚期，当羊水量少于 300 mL，则被称为羊水过少。超声检查是诊断羊水是否过少的重要辅助检查。①羊水过少：超声提示羊水最大暗区垂直深度（AFV）≤2 cm 和/或羊水指数（AFI）≤5 cm。②严重羊水过少：超声提示羊水最大暗区垂直深度≤1 cm。

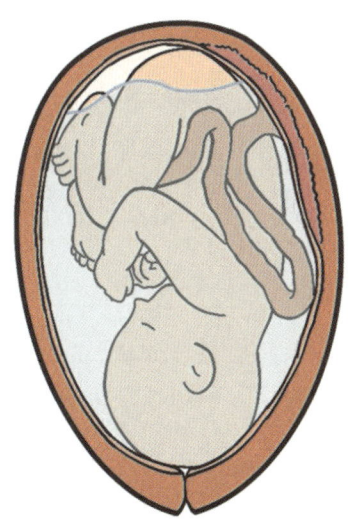

2. 为什么会发生羊水过少？

羊水在羊膜腔内不断进行液体交换，以保持羊水量相对恒定。母儿间的液体交换主要通过胎盘。羊水的来源主要有：①自妊娠中期以后，胎儿尿液是羊水的主要来源；②胎儿每天分泌大约 350 mL 的肺泡液至羊膜腔。羊水吸收主要途径有：①胎儿吞咽是羊水吸收的主要途径；②脐带和胎儿角化前皮肤均有吸收羊水的功能。

在胎膜没有破裂的情况下，胎儿尿液减少，通常是妊娠晚期羊水过少的主要原因，而胎儿尿液减少的常见原因有以下 7 种：

（1）孕妈妈脱水：孕妈妈发生脱水、血容量不足，血浆渗透压会增高，会使胎儿血浆渗透压相应增高，尿液形成减少。

（2）药物影响：例如保胎药物吲哚美辛，有减少排尿的作用，使用时间过长，可能导致羊水过少。

（3）胎盘功能不全相关疾病：如妊娠期高血压疾病、胎儿生长受限时，常伴随胎盘血流量下降，胎儿肾脏血流灌注减少，胎儿尿液减少。

（4）羊膜病变：羊膜病变导致其通透性改变，以及孕妈妈发生绒毛膜羊膜炎症、宫内感染等，可能导致羊水变少。

（5）孕妈妈发生病原体感染：孕妈妈感染弓形虫、风疹病毒、巨细胞病毒、单纯疱疹病毒，以及胎儿感染细小病毒 B19 时，可能造成羊水过少。

（6）孕妈妈患有免疫性疾病：如系统性红斑狼疮、干燥综合征、抗磷脂综合征等，可导致胎盘血栓形成，影响胎盘功能，也会导致羊水过少。

（7）胎儿结构异常或染色体异常：以胎儿泌尿系统结构异常为主，可能由胎儿尿路梗阻、胎儿肾缺如（又称为 Potter 综合征）、肾小管发育不全等疾病引起。染色体异常也可引起羊水过少。

3. 为什么妊娠期高血压疾病容易导致羊水过少呢？

妊娠期高血压疾病会导致子宫螺旋动脉重铸不足和血管内皮损伤，进而影响到子宫血管的血流量以及胎盘的正常功能。胎盘是母体与胎儿之间进行物质交换的重要器官，胎盘功能受损可能造成不良的胎儿宫内环境，会出现胎儿生长受限及羊水过少。

4. 妊娠期高血压疾病导致羊水过少该怎么办?

首先,孕妈妈应定期进行产前检查,对于已经诊断为妊娠期高血压疾病并发羊水过少的孕妈妈,应及时就医,接受专业治疗。治疗方法包括药物治疗和非药物治疗两种。药物治疗主要是使用降压药物来控制血压水平。非药物治疗则包括吸氧、合理饮食、适当运动、充足休息等,以帮助孕妈妈缓解症状并改善胎儿的生长环境。其次,孕妈妈要保持平和的心态,还应避免过度劳累和情绪波动,以维持血压的稳定。

在治疗羊水过少方面,医生会根据具体情况制订个性化的治疗方案。一般来说,如果羊水过少程度较轻,且孕妈妈和胎儿情况稳定,可以通过补充液体、调整饮食等方法来增加羊水量。比如,孕妈妈可以多喝水、多喝豆浆,适当多吃一些水果和蔬菜等富含维生素的食物。这些方法都有助于改善胎盘血液循环,增加羊水量。同时,孕妈妈应密切关注胎动情况,定期进行胎心监护和超声检查,以了解胎儿的生长发育情况和羊水量变化。

如果羊水过少程度较重,就需要采取更加积极的治疗措施了。对于血液高凝或合并自身免疫系统疾病的孕妇可注射低分子量肝素等药物来改善胎盘血液循环;如果严重羊水过少,但孕周小,胎儿远离足月,可以考虑进行羊膜腔内灌注生理盐水来增加羊水量;如果羊水过少的情况严重且无法改善,或者胎儿存在宫内窘迫,胎儿基本成熟,建议提前终止妊娠。

当然,预防总是胜于治疗。妊娠期孕妈妈应该定期进行产检,及时发现并处理妊娠期高血压疾病等潜在风险。

(邵阳市妇幼保健院　肖　湘)

聊聊产科 DIC

1. 什么是 DIC?

DIC 的中文全称是弥散性血管内凝血,是由感染、肿瘤、创伤、产科并发症、中毒等不同病因导致全身广泛性微血管损伤,凝血系统激活,全身微血管血栓形成，导致凝血因子消耗，继发纤溶亢进，引起出血和微循环衰竭为特征的临床综合征。

听不懂吧？让我详细说给你听。在正常情况下，人体内存在着凝血系统和抗凝血系统，通常这两种系统保持着动态的平衡，友好相处。人体在受伤出血时，凝血系统中的血小板和凝血因子会积极发挥止血作用以免引起出血不止，而人体的抗凝血系统会严格把控凝血机制的过度发挥，使凝血的作用局限于受损部位而不会在人体血管中广泛形成血栓。因此，凝血系统与抗凝血系统相互制约又相辅相成。一旦打破平衡，促凝血物质增多或者抗凝血物质减少，就容易发生血栓；促凝血物质减少或者抗凝血物质增加，就容易发生出血。

2. 孕妈妈会发生 DIC 吗？

当然！女性妊娠后血液处于高凝状态，主要为防止围产期大出血而做的准备。一旦产生一些致病因素，比如说严重的妊娠期高血压疾病、羊水栓塞、失血性休克、胎盘早剥、严重感染、死胎、严重肝病（如妊娠期急性脂肪肝、HELLP 综合征等）等，就可能打破凝血和抗凝血的平衡，发生产科 DIC。

3. 孕妈妈发生 DIC 有什么样的临床表现？

（1）出血：一旦发生 DIC，孕妈妈会表现为自发性、多部位出血，如剖宫产手术切口持续大量渗血，或阴道大量出血，或皮肤黏膜出血而且血液不凝固。

（2）微血管栓塞：全身多个脏器出现微血管栓塞，可表现为呼吸衰竭、肝肾衰竭、意识障碍，严重时多器官功能衰竭。

（3）休克：孕妈妈会出现血压下降、低氧血症、皮肤湿冷，尿量减少或无尿等休克表现，休克症状严重且不易纠正。

（4）微血管病性溶血：表现为进行性贫血，贫血程度与出血量不成正比。

4. 为什么妊娠期高血压疾病会导致 DIC？

妊娠期高血压疾病的病理生理变化就是出现全身小动脉痉挛，血管内皮细胞损伤，激活体内的凝血物质，出现凝血和纤溶功能异常，发生凝血功能亢进和血栓形成倾向，机体处于慢性 DIC 状态。此外，妊娠期高血压疾病容易出现胎盘早剥这样的并发症，就是胎盘在胎儿娩出前从子宫壁上剥离，释放组织因子入血，启动凝血过程，之后还会大量消耗凝血物质，导致凝血功能紊乱，发生 DIC。

5. 妊娠期高血压疾病发生 DIC 该如何处理？

按照"擒贼先擒王"的原则，首先要积极治疗原发病，比如积极控制血压，如果出现了胎盘早剥，要迅速终止妊娠，阻断促凝物质继续进入母血循环。其次，要对症治疗，积极补充各种凝血因子。及时、足量输入新鲜血浆、血小板、纤维蛋白原、冷沉淀等。再者，使用一些抗纤溶药物可以帮助止血。

产科 DIC 一旦发生，病情危重，要及时启动 ICU、输血科、检验科等多学科专家，快速确定最佳治疗方案，才能有效保障母子安全。

（湖南省妇幼保健院　蒋玉蓉　游一平）

妈妈血压"高高"，宫内宝宝"小小"？

张女士妊娠后诊断为妊娠期高血压疾病，更让人糟心的是妊娠期 B 超检查，发现胎儿非常小。医生说宝宝的发育远远落后于正常宝宝，医学上称之为"胎儿生长受限"。这是怎么回事呢？

1. 什么是胎儿生长受限？

胎儿生长受限是指因为病理性因素导致胎儿未达到应有的生长潜能的胎儿。简单地说，就是宝宝本该长到 3 kg，但根据 B 超测算宝宝体重可能只有 2 kg。这时候我们就要考虑胎儿生长受限。

临床工作中医生会用 B 超测量胎儿的一些数据来评估宝宝生长发育情况。比如评估胎儿头部大小的常用指标有双顶径、头围，评估胎儿胖瘦的指标主要有腹围，评估胎儿身长的指标有股骨长、肱骨长等。当超声估测胎儿体重或腹围低于同胎龄第 10 百分位数以下的胎儿要警惕胎儿生长受限。

当然，还会有些宝宝单纯就是体重或体格偏小，其他的器官并无结构异常及功能障碍，也没有宝宝宫内缺氧的表现，我们称之为小于孕龄儿。

2. 胎儿生长受限的病因有哪些呢？

（1）母体因素：孕妈妈偏食不吃肉蛋类食物或碳水化合物摄入不足；营养不良；或是存在消化道疾病影响营养物质的吸收；母体存在基础疾病，如妊娠合并糖尿病、自身免疫性疾病（如系统性红斑狼疮、抗磷脂综合征）、发绀型先天性心脏病、妊娠期高血压疾病；妊娠期有放射线、致畸药物或有毒物质接触史；吸烟，酗酒等。

（2）胎儿因素：胎儿基因或染色体异常；胎儿先天发育异常；妊娠期特殊病原体感染（如风疹病毒、巨细胞病毒、弓形虫或梅毒感染）；等等。

（3）胎盘及脐带因素：胎盘局部梗死、胎盘肿瘤（如绒毛膜血管瘤）、单脐动脉、脐带帆状附着、脐带过细和脐带过度螺旋等。胎儿不能从母体得到生长发育所需的营养可能导致生长受限。

3. 为什么妊娠期高血压疾病容易导致胎儿生长受限呢？

患有妊娠期高血压疾病的孕妈妈会出现全身的小动脉痉挛，继发血管内皮损伤，容易激活人体的凝血功能，导致各器官微血管血栓形成，影响胎盘供血；此外，妊娠期高血压疾病患者子宫的螺旋动脉重铸不足，螺旋动脉的平均直径仅为正常孕妈妈螺旋动脉直径的1/2，妊娠期高血压还可以导致血管内皮损害及胎盘血管急性动脉粥样硬化，使胎盘功能下降，容易出现胎儿生长受限。

4. 妊娠期高血压疾病导致胎儿生长受限该怎么办？

胎儿生长受限的原因复杂，一旦临床工作中怀疑胎儿生长受限，应该查找病因。

如果是妊娠期高血压引起的胎儿偏小，要积极治疗原发疾病，控制血压在（130～140）/（80～90）mmHg，血压不可过低，以免影响胎盘血液灌注；如果出现尿蛋白或心、肺、脑、肝、肾等脏器损害，要考虑子痫前期诊断，必要时使用硫酸镁解痉，同时可以改善胎盘功能。对于自身免疫性疾病导致的妊娠期高血压，如果出现胎儿生长受限，可以使用低分子肝素改善胎盘血液循环。

对于平时偏食或营养不良的孕妈妈，要合理调整饮食结构，补充钙、铁、锌等微量元素。

胎儿生长受限的孕妈妈要严密监测胎动情况，如果出现胎动频繁或明显减少要及时就医。胎儿生长受限要定期监测胎儿宫内情况，超声检查可以了解脐动脉、大脑中动脉、脐静脉、静脉导管等血流情况，结合羊水量、胎心监护、生物物理评分和胎儿生长发育情况动态评估。

（湖南省妇幼保健院　蒋玉蓉　游一平）

产后篇

妊娠期高血压疾病产后治疗不可忽视

随着“三孩”政策开放，高龄产妇越来越多，妊娠期高血压疾病的发病率也逐步上升。随着分娩结束，大多数产妇血压在产后 12 周逐渐恢复正常，但也有部分女性在产后 12 周仍然不能恢复正常，会发展成慢性高血压。很多产妇认为娃都生完了，就可以大吃大喝，血压也不用监测，降压药也不用吃了，这种观点是错误的。产后如果不加强监测和管理就会带来严重的并发症，如产后子痫、产后脑卒中、产后 HELLP 综合征等，因此产后治疗不可忽视。

1. 非药物治疗

（1）产后血压监测：孕妈妈分娩后子宫收缩或剖宫产术后伤口疼痛，加上分娩后回心血量明显增加，分娩后 72 小时是血压波动的高峰期。产后子痫多发生在产后 24 小时至 10 日内，因此产后也不能放松对子痫的预防。产后需要继续测量血压，每天至少监测 4~6 次，产后 6 周回访时也应测量血压。

（2）保证充足的睡眠，避免过度疲劳和紧张，保持愉悦心情有利于血压的控制。

（3）饮食方面要以清淡为主，避免过咸的食物如烟熏肉类、酱菜、榨菜等；多摄入含优质蛋白质食物如鱼类、低脂奶类、豆类制品等；补充含钙、锌等微量元素的食物如新鲜绿叶蔬菜、含维生素 C 丰富的水果；少油、少盐、少糖，防血脂增高，控制体重，忌浓茶、咖啡和酒精类饮品。

（4）产后需适当运动，产后长时间卧床会增加下肢深静脉血栓（DVT）形成的风险。阴道分娩后 6~12 小时应尽早下床做些轻微活动。剖宫产术后 6 小时应在床上活动，多翻身和按摩下肢、双下肢气压泵治疗等，术后尽早下床活动，杜绝“贵妃躺”。

2. 药物治疗

（1）当产后血压>140/90 mmHg 应当降压治疗，哺乳期可应用产前使用的降压药物，如拉贝洛尔或硝苯地平等，卡托普利及依那普利哺乳期也可使用，禁用血管紧张素Ⅱ受体拮抗剂如缬沙坦等药物。根据血压恢复情况可逐渐减少药物剂量至停药。

（2）重度高血压、重度子痫前期产后继续使用硫酸镁 24～48 小时预防产后子痫。

（3）当产妇精神紧张、焦虑、有睡眠障碍时，可使用地西泮 2.5～5 mg，睡前口服可改善睡眠。

（4）当产妇产后出现全身性水肿、肺水肿、脑水肿、肾功能不全、急性心力衰竭时可酌情使用利尿药如呋塞米等。

妊娠期高血压疾病的产妇在产后 6～8 周还要进行医学评估，如血压、体重、血常规、尿常规、肝肾功能检查。其中子痫前期、重度子痫前期的产妇在产后 6～8 周检查中，如尿常规仍有蛋白尿，或肾功能异常，建议到肾病专科就诊。

（湖南省妇幼保健院　张　霞）

产后也要美丽"动"人
——俏妈咪的窈窕身材

产后"坐月子"是每位新妈妈的大事，尽快恢复原有的窈窕身材，是每个妈妈最大的心愿。

产后运动可促进血液循环预防血栓，促进胃肠道蠕动缓解便秘，促进恶露畅流，利于子宫复原，促使扩张的肌肉修复，防止因肌肉松弛引起的背痛、子宫下垂，保持妊娠前苗条体形。产后运动主要目的是促进身体恢复健康，另外，新妈妈也承担着养护孩子的任务，因此锻炼的强度必须适度。

首先，要循序渐进。由于大多数孕妈妈在妊娠期缺乏锻炼，所以产后运动需要适应，不要强求。其次，尽量全面。健康的身体由强壮的骨骼、灵活的关节和结实的肌肉组成。锻炼肌肉群的阻力部肌群、背部肌群、臀部肌群，这些部位锻炼有助于身体的整体恢复。再次，要讲究安全。由于产后母亲的生理和心理变化，我们必须确保在安全的情况下，更科学和更有效地促进身体健康，防止身体损伤。最后，要有针对性。在分娩后，骨盆周围的韧带和肌肉过度拉伸，在一定程度上受到创伤，因此，多以腰部、腹部和盆底的锻炼为主。

产后运动多种多样，根据产后时间不同可分为产褥期运动和哺乳期运动。其中产褥期运动包括腹式呼吸和卧位体操。

1. 产褥期运动

（1）腹式呼吸运动：产后第 1 天，由于分娩时体力消耗较大宜尽量卧床，可以先进行腹式呼吸运动，增加肺通气量和肺循环，促进血液循环。训练方法：均匀深缓而有节律地呼吸，尽量用鼻吸气，吸气时让小腹尽可能地鼓起，吸满气后稍作停顿，然后再缓缓呼气，呼气时小腹尽量收回，节律缓慢而深，肩部不能有明显的抬起。频率为 6~10 次/min，以不感觉憋气为标准，每次持续 15~20 分钟，每天 3~5 次。

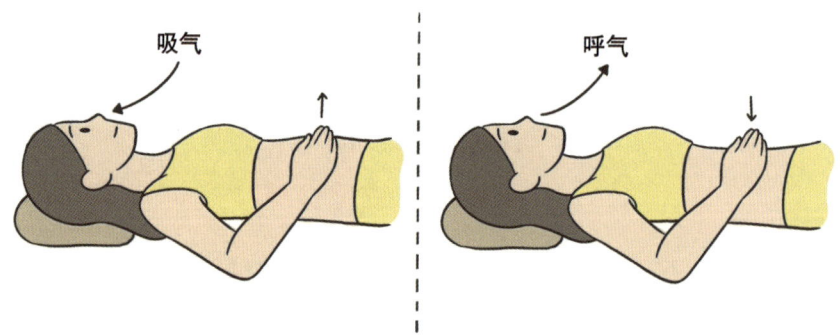

（2）卧位体操运动：从产后第 2 天开始，自然分娩的产妇体力恢复较好，可以在床上进行卧位体操运动和下床活动。剖宫产则需要更长的恢复时间，需酌情选择适当的运动方式，逐渐增加活动量。包括胸部运动、提肛运动、抬腿运动。

1）胸部运动：增强胸腹部肌肉力量，增加肺活量，避免乳房松弛下垂。训练方法：平卧，两手臂左右平伸，随着缓慢呼气上举至胸前，两掌相遇，再往后伸展至头部，再伴随吸气回复前胸后回原位，重复 5~6 次。

2）提肛运动：促进骨盆底的血液循环，可减轻盆底组织损伤，促进盆底肌肉的康复，促进子宫复旧，防止子宫脱垂和尿失禁。训练方法：平卧，收腹提肛时缓缓吸气，如忍大便状，屏气，屏气至极致后张口呼气，呼气时下落肛门。一提一松伴随一吸一呼为1次，每次持续时间约25秒，连续30次，早晚各1遍。

3）抬腿运动：促进子宫与腹部肌肉收缩，增强腿部肌肉力量。训练方法：平卧，吸气时将右腿尽量抬高，脚尖下压，膝部不许弯曲，角度可视体能状况渐增，呼气时缓缓放下，依法做另一腿，最后可双腿并拢，一起抬高，重复5~6次。

2. 哺乳期运动

哺乳期运动其实包含了产褥期运动，但在产褥期之后，产后妇女各项生理功能已经得到基本恢复，此时为了恢复原有的身材可以增加运动量达到减重效果。哺乳期运动包括有氧运动、瑜伽等。

（1）有氧运动：有氧运动的主要特点是运动强度低，能维持较长时间而无明显的疲劳感。运动时，心率维持在120~150次/min。有氧运动有助于加快人体的新陈代谢，增加肝糖原的释放和肌糖原的摄取，提高机体脂肪分解的速度。有氧运动的方式有许多，产后妇女可根据喜好选择快步走、慢跑、脚踏车、运动平板和健美操等运动项目。

（2）瑜伽：瑜伽是女性更易接受的运动项目，它相较于有氧运动更和缓。通过结合腹式呼吸，瑜伽可使女性吸入大量氧气以促进身体功能的平衡。瑜伽运动是身心统一的运动，使全身的多数肌肉参与运动中，肌肉延展，脂肪就会消减，调整新陈代谢的更新。

（湖南省妇幼保健院　潘　华）

产后饮食总攻略

"十月怀胎，一朝分娩"。由于产时体力的大量消耗和出血，产妇往往处于虚弱状态，除了机体的修复，还要供给婴儿乳汁，因此，产后饮食至关重要。月子餐如何有效避雷不踩坑，吃出营养，吃出健康呢？

1. 跟传统月子餐说"不"

产褥期是从胎盘娩出至产妇全身各器官恢复或接近至正常未孕状态所需的一段时间，俗称"坐月子"，一般为6~8周。"坐月子"是中国特有的传统习俗，拥有着2000多年的历史，传承下来的月子餐有糟粕也有精华，我们要去其糟粕取其精华。

误区一：喝浓汤，促进乳汁分泌。传统民俗认为浓汤营养价值高，能增强体质及增进食欲，促进乳汁分泌。殊不知浓汤都是油脂，热量高，没营养。喝汤确实可以下奶但要清淡，撇去上层油脂，如清淡鸡汤、鲫鱼汤、肉汤、蛋汤等皆可少量食用。

误区二：立即进补，产后恢复快。很多产妇生下孩子后，家人立即替她进补，如阿胶、人参、燕窝、猪蹄、猪肚、老母鸡等。其实这种做法是不正确的。产妇刚生产完，身体仍处在极度虚弱的状态，同时肠胃的蠕动也较差，消化与吸收功能尚未恢复。若此时立即进补，容易出现胃肠功能紊乱、腹泻、便秘等。进补需要循序渐进。分娩后1~2天进食流质、半流质饮食（如粥、面条、鸡蛋羹等），3~4天后恢复正常饮食，之后再慢慢进补。

误区三：产后宜多吃姜和红糖。民间有月子期间无姜不欢之说。姜是辛温之物，可促进血液循环，过多会增加血性恶露，使恶露排不尽。红糖有活血的作用，食入过多可引起血性恶露时间延长。姜和红糖均要适量且适宜，一般吃10天左右，不能食用过长时间。

误区四：月子期间应少吃蔬菜水果。很多人认为蔬菜水果性凉，多吃导致宝宝腹泻，其实这种想法是错误的。产妇在分娩过程中体力消耗大，加上长时间卧床，运动量减少，胃肠蠕动慢，容易发生便秘。水果蔬菜富含维生素、矿物质和膳食纤维，可促进胃肠功能恢复，补充水分，预防便秘。同时可增进食欲，促进糖分和蛋白质的吸收利用。

2. 分阶段调理，注重荤素搭配，忌烟酒

月子期间可分为两个阶段进行饮食安排。产后1~7天，产妇主要受到分娩体力消耗、失血、褥汗、便秘、产后宫缩疼痛、剖宫产伤口或阴道撕裂伤

疼痛等苦恼，此阶段饮食以清淡易消化为主，如面片、挂面、馄饨、粥、蒸或煮的鸡蛋及煮烂的肉和菜，之后再过渡到正常膳食。忌用牛奶、豆浆、含大量蔗糖等胀气食物，每天补充足量水分。产后 8～42 天产妇身体逐渐恢复，此时要适量增加鱼、禽、蛋、瘦肉等富含优质蛋白质的食物摄入，食物多样不过量，保证营养均衡。每天保证蔬菜 400～500 g、谷薯类 225～275 g，鱼禽肉蛋类 175～225 g、奶制品 300～500 g、豆制品 30～35 g，每周 1～2 次动物内脏，每周 1～2 次海产品（鱼、虾、海带、紫菜等）。酒精可通过乳汁进入婴儿体内，影响婴儿的睡眠及精神运动发育，故哺乳期忌酒，烟亦如此。

3. 下奶有良方

母乳是婴儿天然的第一食品，为刚出生的婴儿提供所需的营养和能量，并且有利于婴儿感官的发育，降低婴儿呼吸道、消化道等感染性疾病的发生，建议宝宝 6 个月内纯母乳喂养。部分孕妈妈产后乳汁不够可能是饮食出了问题。除了有效的吸吮外，还要注意补充水分、多喝汤，饮食要清淡。药膳有当归羊肉汤、猪蹄通草汤、花生鲢鱼头汤等。

4. 腹痛、恶露不尽，药膳来帮忙

中医博大精深，讲究药食同源，通过食养药膳为主的调养方法可以有效地促进产后恢复并且安全可靠，无毒副作用。如三七鸡汤、艾香黄芪汤治疗产后腹痛；益母草猪骨汤治疗产后恶露不绝。

5. 饮食与抑郁

有研究表明，产妇的饮食与抑郁焦虑有关。新加坡学者研究发现产后 1 个月的蔬菜、水果、豆类摄入可以减少抑郁和焦虑。日本学者研究显示以"绿色蔬菜、菇类、海产品"为特征的"健康饮食"，可能与产后抑郁呈负相关。中医学亦指出产后饮食要养血补心，疏肝理气，可预防产后抑郁的发生。

（湖南省妇幼保健院　潘　华）

✳ 护理篇 ✳

如何正确测量血压？

随着"三孩"政策的开放，高龄、肥胖孕妈妈逐渐增多，患有糖尿病、慢性高血压、慢性肾脏病等妇女生育需求增加。妊娠期高血压疾病的发病率也呈现上升的趋势，血压计正悄然走进人们的生活，成为不可或缺的家庭用具之一，为血压的监测、监管、治疗带来便利。那么如何正确测量血压呢？

1. 血压计的选择

市面上的血压计有很多，款式新奇多样，但主要为水银血压计、腕式血压计、臂式血压计。水银血压计虽然准确可靠，但不易操作，且其材料含汞，使用不当容易漏出，产生毒性，不适合居家使用。腕式血压计携带方便，但是准确率差。建议居家选择臂式医用电子血压计，操作方便，准确率较高。

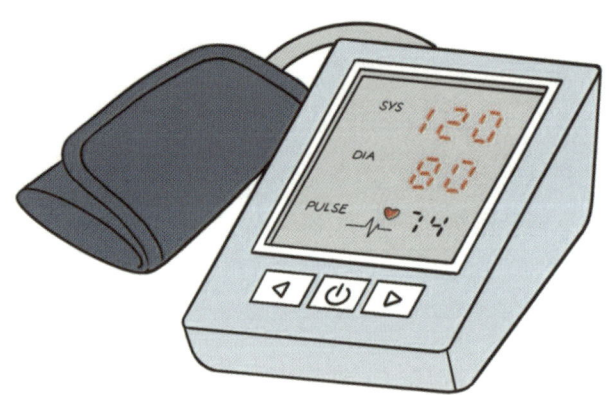

2. 测量前准备

安静休息 5 分钟以上，30 分钟内禁止剧烈运动、进食、吸烟、饮浓茶或咖啡。保持精神放松，心情舒畅。

3. 正确测量的体位

取坐位，背挺直，手臂放松，卷袖、露出上臂，掌心朝上，肘部伸直；特殊情况下可以取平卧位或站立位。

4. 血压计的佩戴

驱尽袖带内空气，袖带平整缠于上臂部，充气管朝下，袖带下缘距肘窝 2~3 cm，松紧以能放入 1 指为宜；血压计、袖带、心脏要处在同一高度；如需要复测，先驱尽袖带内空气，稍等片刻（2分钟）后再测量。

5. 做好记录

备注测量的日期、时间，血压值用分数式表示：收缩压/舒张压 mmHg，例如：120/80 mmHg。有条件者建议借助互联网平台进行记录，测量后可以将数值直接上传给医生远程查看。

6. 注意事项

（1）第一次测量血压时，两个手臂均需测量，之后选择较高值的一侧作为监测标准。一般情况下，右手血压比左手血压略高 5~10 mmHg，所以，通常选择右上臂进行监测。

（2）测量血压尽量固定时间、固定部位、固定体位、固定血压计，以观察血压的连续变化情况。

（湖南省妇幼保健院 黄漫丰）

24 小时动态血压监测

许多孕妈妈在做孕检时很困惑，自己只是来做个普通产检而已，医生为啥要求做 24 小时动态血压监测。

1. 什么是 24 小时动态血压监测？

人体的血压在一天 24 小时内不是固定不变的，而是在一定范围内上下波动。大多数人一天只测 1~2 次血压，而动态血压监测可以间断测量一整天血压的变化。动态血压监测是一种采用无创性测量方法连续 24 小时，按设定的时间间隔进行测量和记录血压的便携式血压监测方法。

2. 24 小时动态血压监测在妊娠期高血压疾病管理中的意义是什么？

（1）早期发现妊娠期高血压，减少对产妇及胎儿的影响。

（2）识别白大衣高血压或隐匿性高血压。

（3）可以及时了解和掌握血压波动的规律和特点，指导合理用药。

（4）预测妊娠期高血压/子痫前期/子痫的发生。

（5）提高对妊娠期高血压疾病诊断的准确性。

3. 24 小时动态血压监测的适应证有哪些？

（1）对疑似高血压的患者可以协助诊断。

（2）新近发现的高血压，高血压高危人群［如平时血压（130~139）/（85~89）mmHg、肥胖、有高血压家族史者］。

（3）妊娠期高血压疾病孕妇监测血压变化，评估病情严重程度。

（4）有晕厥史或体位性低血压者最好与 24 小时动态心电图同时进行检查。

（5）临床上指导降压药的应用、评估药物的作用、判断高血压的预后等。

4. 如何正确佩戴动态血压仪呢？

步骤一：绑扎袖带的时候要注意，动态血压仪和平时用的血压仪不一样，充气管一定要向上。把袖带套入上臂后，一定要在肘横纹上 2~3 cm 处进行绑扎，松紧度以能够放入 1 个手指为宜。

步骤二：在患者佩戴好袖带以后，按一下动态血压仪的开关，即代表开始测量血压。测量血压时，血压仪的数字在不停地变化，当测量完成后，会显示最终的血压值，这是第一次测量血压的过程，之后动态血压仪便正式启动了。医生会在电脑上设置测量血压的时间间隔，一般在白天是 30 分钟测量一次，夜间为了不影响患者睡眠，一般在晚上 8 点以后每小时测量一次血压。

步骤三：仪器用专用袋装好佩戴在前胸。

5. 测量动态血压时，有什么注意事项呢？

做 24 小时动态血压监测时，应注意测量时暂停活动、调整袖带松紧度、持续佩戴、保护血压仪，具体如下：

（1）暂停活动：监测期间进行日常生活、工作、学习等，但在袖带充气进行测量时，应保持手臂相对放松、伸直，需暂时停止行走、工作等活动，让测量顺利进行，完成测量后可继续活动。

（2）调整袖带松紧度：注意袖带的松紧度要适中，袖带太松时可适当调整。若袖带下滑，会导致测量不准确，甚至测不出数值。若太紧也可导致测量不准确，应调整袖带的松紧度至可放入 1 个手指头。另外，袖带下缘位置应在肘窝往上 2cm 的位置，令胳膊弯曲时不与袖带发生明显摩擦。

（3）持续佩戴：若需进行洗漱，可暂时拆掉血压仪，洗漱后应再次佩戴，夜间应将其放置于合适的位置，让它继续完成检测。

（4）保护血压仪：防止血压测量仪碰撞、进水等。

血压计完成 24 小时监测后，电脑上打印出结果，医生会根据患者的血压昼夜节律，血压的高峰、低谷时间，血压的变化规律及全天血压波动情况，可以系统地分析患者血压控制水平，从而保证母婴安全。

（湖南省妇幼保健院　唐亚美　黄漫丰）

远程守护，轻松控压
——妊娠期高血压疾病远程管理平台

很多孕妈妈会被妊娠期高血压疾病的问题所困扰，医生会建议居家监测血压，孕妈妈就犯难了。有些人不知道怎么测量；有些人不会看血压数值，不知道是否正常；还有一部分白大衣高血压的孕妈妈，居家测的血压正常，不知道是否需要吃降压药？因此，不得不多次往返医院咨询问诊。另外，很多孕妈妈觉得记录血压也比较麻烦，或是记录不规范，或是就诊时忘记把血压记录带给医生看。如何解决这些问题呢？孕妈妈选择智能血压远程管理平台就显得非常有必要。

1. 什么是妊娠期高血压疾病远程管理平台？

这是一个集血压监测、体重监测、饮食记录、孕检提醒、健康宣教、咨询服务等为一体的妊娠期高血压疾病管理平台及移动应用端，满足孕妈妈通过平台实现血压数据测量上传、孕产期健康知识学习、线上咨询、高危预警、开放紧急救治绿色通道等需求。

2. 妊娠期高血压疾病远程管理平台是如何管理的？

孕妈妈在产检的过程中，产检医生会根据孕妈妈的具体情况判断是否需要远程管理血压。确定需要远程管理的孕妈妈，由远程工作人员指导孕妈妈掌握平台的使用，以及血压的正确测量、数值上传、线上问诊等功能，孕妈妈即可带平台专用血压计回家，按医生要求做好监测并上传血压情况。

3. 平台有哪些功能？

（1）平台由妊娠期高血压疾病专科医务人员管理，上传的血压数值由专科医生进行查看，并根据孕妈妈的自觉症状、用药情况等进行个体化管理和指导。如果血压过高，平台会自动发出预警信息，医务人员收到预警信息后，也可根据孕妈妈的情况，及时安排就诊或住院治疗，最大限度保障孕妈妈和胎儿的安全。

（2）孕妈妈无须自己记录血压，平台会帮助记录全孕产期血压、心率、体重等变化轨迹，并且随时随地可以查看记录的情况。平台会自动分析每一次的血压数值是否正常，线上医生也会每周、每月为孕妈妈发送血压分析报告，共同做好血压的精准管理。

（3）孕妈妈可从平台获取疾病相关健康教育知识，遇到问题，也可以从线上联系医生获取帮助，缓解妊娠期的焦虑情绪，孕妈妈可以安心待产和分娩。

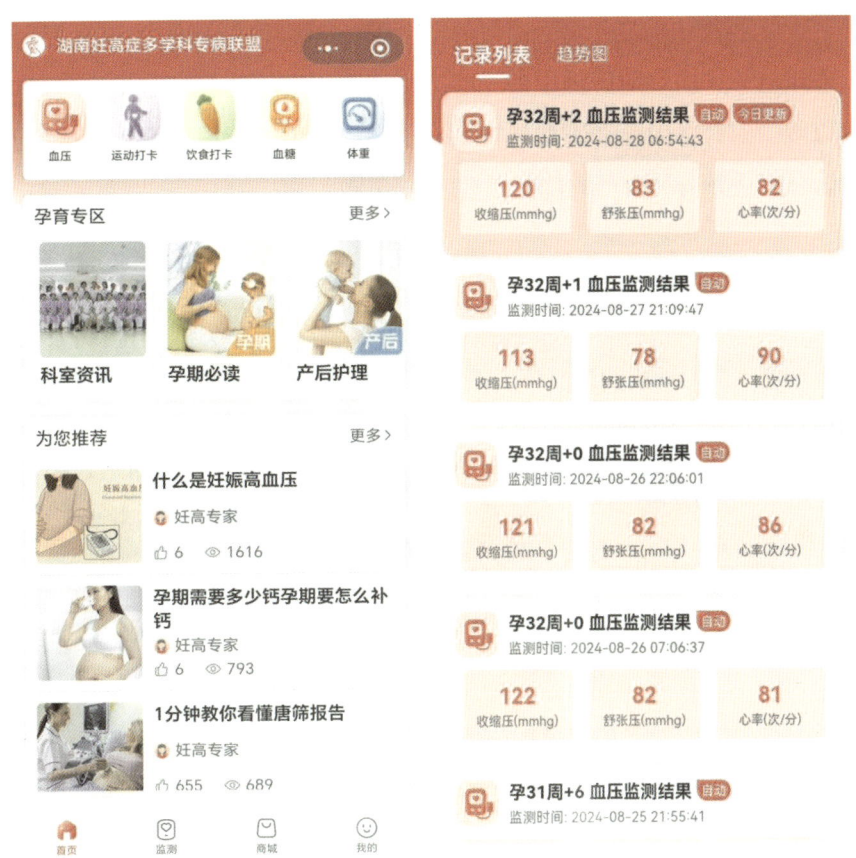

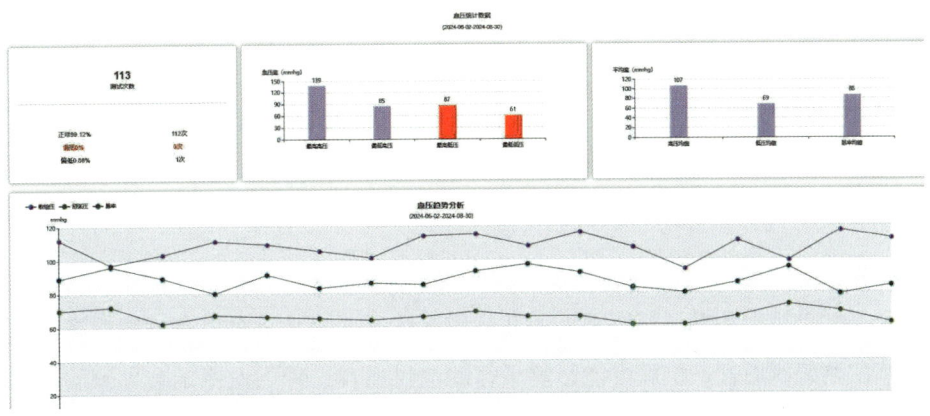

4. 加入高血压监测平台后，还需要去医院就诊吗？

血压监管只是孕期管理中的一个方面，加入血压监管平台后，孕妈妈虽然可以减少因血压问题来医院产检的次数，但是仍需要根据医生的建议及时看诊，及时进行身体脏器功能及胎儿宫内情况的评估。

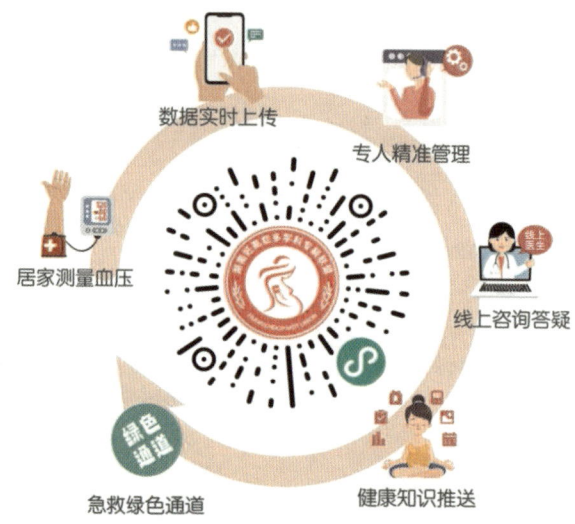

数据实时上传　　专人精准管理　　线上咨询答疑　　居家测量血压　　绿色通道　　急救绿色通道　　健康知识推送

（湖南省妇幼保健院　黄漫丰）

正确计数胎动，解码宝宝健康"密语"，守护生命"预警灯"

1. 认识胎动

胎动是指胎儿在子宫腔里的活动冲击到子宫壁的动作，是胎儿向妈妈发出的第一声问候。孕妈妈一般在孕 20 周左右开始感觉到胎动，但早期的胎动微弱且缺乏规律，此时开始数胎动意义不大，临床推荐孕妈妈从 30 周开始自数胎动。

数胎动可以帮助孕妈妈掌握胎儿的健康情况，尤其是对患有妊娠期高血压疾病的孕妈妈而言，疾病可能影响子宫胎盘供血，这种供血不足会导致胎儿缺血、缺氧，最终可能引起胎动减少，在严重的情况下，甚至可能导致胎死宫内。正确监测胎动，可以早期识别并应对宝宝的"求救"信号，保障母婴安全。

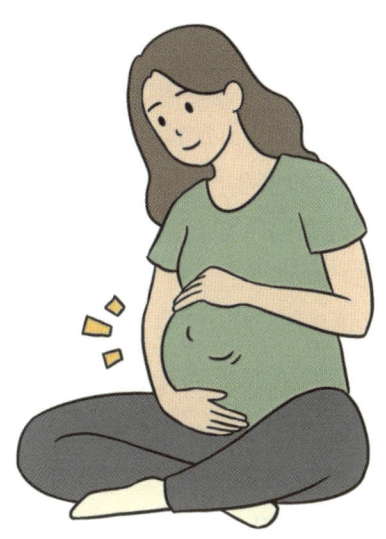

2. 正常胎动是什么样呢？

一般来说，正常的胎动，每 12 小时应≥30 次，每小时胎动 3～5 次。胎动强弱和频率各有不同，有的孕妈妈 12 小时胎动高达上百次，有的只有 30～40 次。胎动每天都有，且通常是有规律的，每天胎动次数大致相同。

注意：正常的胎动不仅仅是次数达标，胎动幅度也应与平时一致。如果胎动次数骤然增多或骤然减少 50％以上为异常。

3. 如何正确数胎动？

（1）姿势：数胎动时，孕妈妈尽量选择安静环境，采取舒适体位，推荐半卧位、坐位或左侧卧位，不建议平躺卧位。

（2）时机：最好饭后 1 小时数胎动，数胎动前尽量排空膀胱。宝宝每一次活动（不管是大幅度的还是轻微的），从开始到结束算作一次胎动，胎儿至少要停下来数分钟之后再动才能算另外一次胎动。

（3）次数：建议患有妊娠期高血压疾病的孕妈妈每天早中晚计数胎动，每次 1 小时，一天 3 次计数的胎动数之和，乘以 4，就可以得到 12 小时的胎动数啦！

4. 如何处理异常胎动?

如果出现了 12 小时胎动少于 20 次或每小时少于 3 次则为异常,12 小时少于 10 次提示胎儿宫内缺氧的可能。

出现以下 3 种情况孕妈妈们一定要提高警惕,尽快就诊,最好在 2 小时内:①每小时的胎动多于或少于平时的一半;②胎动幅度明显减弱;③急速胎动之后突然减少或停止。

胎动对妊娠期监测宝宝宫内安全意义重大,尤其是患有妊娠期高血压疾病的孕妈妈。

胎动变化是筛查胎儿宫内安危的一个重要指标,最简单、最经济、最直接!守护胎儿健康,从计数胎动开始。

(湖南省妇幼保健院 向婷婷)

妊娠期心灵驿站:高血压孕妈妈的心灵 SPA 指南

情绪波动是孕妈妈常见的心理反应,而患有妊娠期高血压疾病的孕妈妈情绪波动更为强烈。孕妈妈在担忧自己健康状况的同时更加忧虑疾病对胎儿的影响。长时间的不良情绪不仅严重威胁孕妈妈的健康,更有可能对胎儿的躯体及神经系统的发育造成伤害。

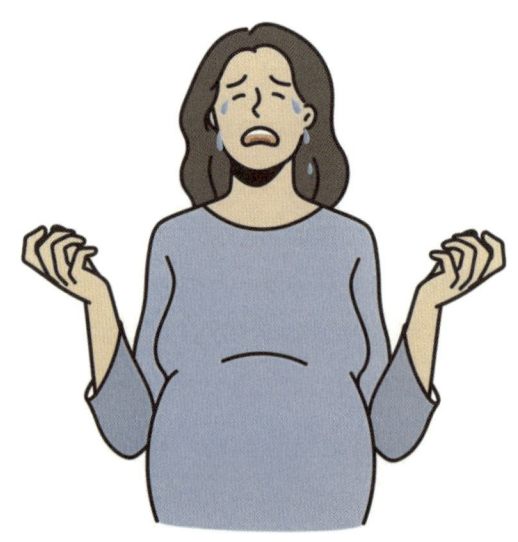

1. 妊娠期高血压疾病孕妈妈的情绪波动特点

（1）焦虑与担忧：孕妈妈因缺乏对妊娠期高血压疾病的认知而感到焦虑，担心疾病对胎儿的生长发育产生不良影响，担心是否能足月顺产，以及疾病是否会增加分娩的风险等。妊娠期高血压疾病引起的症状，如头晕、头痛等，也可能加重孕妈妈的焦虑情绪。

（2）敏感与易怒：由于血压的波动和身体的不适，孕妈妈可能变得更加敏感，对周围环境的刺激反应强烈，她们可能更容易因为小事而生气或烦躁，情绪波动较大。

（3）抑郁与沮丧：长期的疾病负担和心理压力可能导致孕妈妈出现抑郁情绪，表现为情绪低落、兴趣减退、睡眠障碍等。孕妈妈可能感到无助和沮丧，对未来充满担忧。

（4）认知功能下降：妊娠期高血压疾病可能影响孕妈妈的脑血管功能，导致认知功能下降，如注意力不集中、记忆力减退等。这可能进一步影响孕妈妈的情绪状态，使她们更容易感到困惑和不安。

2. 如何有效缓解高血压孕妈妈的情绪波动呢？

（1）建立信任关系：医护人员应与孕妈妈建立良好的信任关系，通过耐心倾听、真诚交流等方式，了解孕妈妈的心理需求和困扰。在与孕妈妈交流时，应尽量使用温和、鼓励的语气，给予她们充分的关爱和支持。

（2）提供信息支持：向孕妈妈提供关于妊娠期高血压疾病的相关知识，包括病因、症状、治疗方法、注意事项等。让孕妈妈了解自己的病情和治疗方案，有助于减轻她们的焦虑和不安。

（3）鼓励积极应对：鼓励孕妈妈积极面对自己的病情，树立战胜疾病的信心。可以引导孕妈妈通过听音乐、阅读、绘画等方式转移注意力，缓解紧张情绪。同时，鼓励孕妈妈参与治疗决策过程，增强她们的自我掌控感和主动性。

（4）家庭支持：家庭成员是孕妈妈的重要支撑。医护人员应加强与孕妈妈家属的沟通和协作，为孕妈妈提供情感上的支持和关爱。家庭成员可以陪伴孕妈妈进行产检、治疗等活动，共同面对妊娠期挑战。

（5）寻求专业帮助：当孕妈妈的心理问题较为严重或难以自我调整时，应及时寻求专业心理医生的帮助。心理医生可以通过专业的评估和干预手段，帮助孕妈妈缓解心理压力，提高心理健康水平。

3. 如何判断自己的情绪异常呢？

在妊娠期的不同阶段，孕妈妈们可以通过简单的心理测试进行自我评估（表1-3），发现问题及时寻求专业心理医生的帮助。

表1-3　心理自测评估表推荐：抑郁筛查量表（PHQ-9）

在过去的两周里，你生活中出现以下描述的频率有多少？请按真实情况，选择相应的数字。数字的含义如下：每个问题设有4个选项，分别对应0~3分。0分：没有；1分：有几天；2分：一半以上时间；3分：几乎天天。					
序号	项　目	没有	有几天	一半以上时间	几乎天天
1	做事时提不起劲或没有兴趣				
2	感到心情低落，沮丧或绝望				
3	入睡困难、睡不安稳或睡得过多				
4	感觉疲倦或没有精力				
5	食欲不振或吃太多				
6	觉得自己很糟或觉得自己很失败，或让自己、家人失望				
7	对事物专注有困难，例如看报纸或看电视时				
8	行动或说话速度缓慢到别人已经察觉，或刚好相反——变得比平日更烦躁或坐立不安，动来动去				
9	有不如死掉或用某种方式伤害自己的念头				
计算总分（所有项目得分的总和） 0~4分　没有抑郁症（注意自我保重） 5~9分　可能有轻微抑郁症（建议咨询心理医生或心理医学工作者） 10~14分　可能有中度抑郁症（最好咨询心理医生或心理医学工作者） 15~19分　可能有中重度抑郁症（建议咨询心理医生或精神科医生） 20~27分　可能有重度抑郁症（一定要看心理医生或精神科医生）					

（湖南省妇幼保健院　向婷婷）

24 小时尿蛋白的留取

妊娠期高血压疾病的孕妈妈有三个典型的临床表现：高血压、水肿、蛋白尿。常规的尿液检查也包含尿蛋白检测，但这是定性检查，要想明确尿液中蛋白含量具体的数值，就需要做 24 小时尿蛋白定量检测。这是妊娠期常见的一项检查项目，可用于协助诊断妊娠期高血压疾病的类型及严重性。

1. 如何留取标本?

24 小时尿蛋白定量检测，顾名思义是需要留取 24 小时的尿液送检。因为标本量比较多，所以，需要准备一带盖的桶（3～5 L，最好是螺旋盖，以免不能盖紧导致气味太重或标本打翻），用于储存尿液标本。

以早上 7:00 开始留取标本为例。7:00 解小便并弃去（此次尿液不需要留），然后开始计时，至第二天早上 7:00 之间，将所有小便全部储存在带盖桶内。第一次小便入桶时，需通知护士加入防腐试剂，第二天 7:00 解最后一次小便入桶内，即完成标本的收集。

留取好标本后，检查桶上是否贴好条码及条码上的姓名信息，然后送检。

2. 注意事项

（1）尿液中不能混有异物，尿中混有血、阴道分泌物可引起"假性尿蛋白"，孕妈妈需在每次小便前清洗干净外阴。

（2）尿液收集不齐全，尿蛋白的量就会计算不准确，所以不要遗漏。

（3）该检测是计算尿蛋白的绝对值，与饮水量关系不大，所以测定当天不必限制水分和进食量。

（4）尿液加入防腐试剂后有刺激性气味，一定要盖好桶盖。

（5）标本留取桶应避免日光直接照射。

（湖南省妇幼保健院　黄漫丰）

解锁记录出入水量

1. 什么是出入水量？

出入水量是患者住院期间每天对患者的治疗用液体量、每天饮用水和食物中水分的含量进行统计作为 24 小时的总入量；同时 24 小时大小便、呕吐物、汗液、引流液、出血量等水分的含量作为总出量。出入量可以反映患者的病情变化，为临床了解病情、协助诊断、决定治疗方案提供重要依据。正常成人 24 小时出入水量为 2 000~2 500 mL。

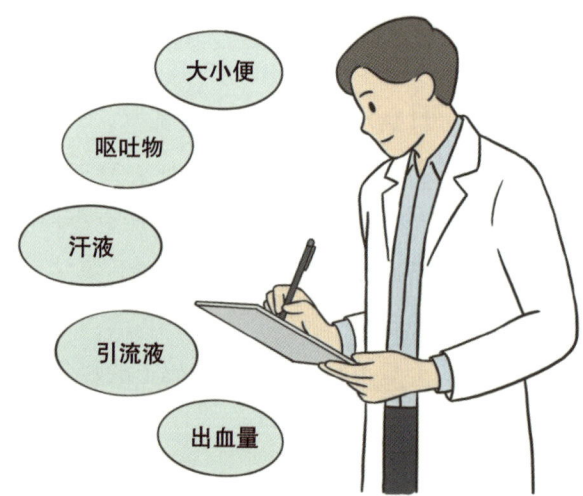

2. 孕妈妈什么情况下需要记录出入水量？

孕产妇出现严重产后出血、休克、重度子痫前期、妊娠合并心脏病、妊娠剧吐、羊水栓塞等危急重症时，需要记录出入水量。准确地记录出入水量可以协助医生判断机体水电解质及酸碱平衡；可以指导医生调整液体治疗方案；指导药物使用；观察病情变化，预防严重并发症发生。

3. 记录出入水量是如此的重要，那如何记录呢？

记录出入水量的原则是及时、准确。由于一天 24 小时内孕妈妈不断摄入和排出，护士不可能随时在身边（除 ICU 特护外），所以需要孕妈妈及家属共同参与记录。

（1）入量主要包括：

1）固体食物含水量：孕妈妈及家属用标准秤称取食物重量并及时记录，如多少克米饭，多少克肉，多少克蔬菜，多少克水果等。护士参考食物含水量表计算固体食物含水量。

2）饮水或饮料量记录：孕妈妈及家属用有容量刻度标记的专用容量杯量取并记录，若为糊状食物或牛奶应先量好水量再加溶质，仅记录水量。

3）输液、输血、静脉或肠道营养治疗时的液体输注量由护士记录。

（2）出量：包括隐性失水量和显性失水量。隐性失水量主要包括皮肤蒸发与呼吸时的失水，一般不被肉眼察觉，也称无形失水。对于成人来说，无形失水每天约 850 mL，体温每升高 1 ℃，皮肤蒸发增加 3～5 mL/kg。大量出汗湿透一套衣裤估计丢失 1 000 mL 体液。

显性失水量是肉眼可观察并可通过评估量具进行准确测量的出量。包括尿液量、大便量、呕吐物量、咯血量、痰量、胃肠减压抽出液量、胸腹腔抽出液量、各种引流管及伤口渗出液量等。

1）尿量：需要孕妈妈及家属使用有标准刻度的量杯（医院提供）量取尿液。留置导尿管的由护士倾倒并记录，尿失禁者由护士先称得湿尿布重量再减去干尿布重量即得液体重量（称重法），再按尿比重换算成毫升量。

2）粪便量：用称重法进行估算。便秘：硬度类似老玉米，含水量为 5%～15%；正常排便：硬度类似面团或香蕉，含水量为 20%～30%；糊状便：含水量为 50%～80%；稀便（水样便）含水量 80% 以上。如大便失禁应由护士用称重法进行估算。

3）呕吐物用量杯计量或由护士按面积法估算。

4）各种胸腹腔、盆腔、宫腔、胃肠减压液量由护士倾倒并记录。

5）伤口渗液、出血由护士用称重法获得液体重量，然后换算成毫升量。出血较多时直接用聚血盆收集血液后，再用量杯量取。

液体出入量的计算和记录是一项十分重要的工作，具有很强的科学性，详细而准确的记录对了解病情、协助诊断、指导治疗具有很重要的意义。

（湖南省妇幼保健院　唐琦媛）

妊娠期水肿让人愁——科学消肿有妙招

妊娠期高血压疾病是一个捣蛋鬼,它不仅使血压升高,还经常带来一个不受欢迎的伙伴——水肿。水肿,即身体组织中液体过多积聚,常见于脚、踝、手、胸腔、腹腔等部位。我们可以通过一些有效的方法来控制甚至减轻这种状况。接下来,让我们一起来看看如何处理这个问题吧!

1. 调整饮食(少盐高钾+高蛋白)

(1)减少盐摄入:过多的盐会加剧水肿,每天最好摄入 6 g(一啤酒瓶盖)以下食盐,尽量少吃腌制食物,避免高盐食品。加工食品和咸味零食很容易加剧水肿。

(2)多吃富含钾元素的蔬菜水果:促进体内钠、钾电解质的平衡。含钾量高的食物有:香蕉、猕猴桃、柑橘、桃、大枣、菠菜、土豆、芹菜、山药、玉米、豆类、番茄、木耳等。

(3)增加蛋白质的摄入:保证每天摄入肉、鱼、虾、蛋、奶等动物蛋白和豆类等植物蛋白。优质蛋白的摄入可以提高血浆白蛋白的含量,提高血管内胶体渗透压,将组织间隙中水分带回血液,从而减轻水肿。

2. 改善生活方式

(1)定期运动:妊娠期适当的活动如散步或孕妈妈瑜伽,可以促进血液循环,减少水肿。注意运动的强度和时间,过量的运动可以加重水肿。

(2)温水泡脚+局部按摩:温水泡脚 15~20 分钟,水温不宜过热,水量至小腿肚的位置。泡完后适当按摩,有助促进血液循环,缓解水肿症状。

(3)充足休息:保持足够休息,避免久站久坐,每 0.5~1 小时改变体位。

(4)抬高双腿:睡前可以尝试将双腿抬高 15~20 分钟,不仅可以减少下肢水肿,还可以预防下肢静脉曲张。睡觉时尽量采取左侧卧位,在两腿之间夹枕头,可提高睡眠质量,改善胎盘血供。

3. 中医护理小技巧

（1）穴位按摩：按摩特定穴位如足三里、三阴交、阴陵泉等可以帮助促进气血流通，改善水肿。

（2）中医食疗：黄芪鲤鱼汤（鲤鱼 250 g，黄芪 30 g，赤小豆 30 g，茯苓 30 g，砂仁 6~10 g），鱼、药加水同煎不放盐，开锅后小火再煎一段时间至汤呈乳白色。每周 1~2 次。

4. 寻求医疗帮助

如果您注意到水肿突然加重或伴有头痛、视觉变化、腹痛等症状，应立即就医，以排除妊娠期高血压疾病的严重并发症。

水肿可能会给妊娠期的您带来不便，但请记住，这是暂时的。通过以上方法，可以缓解水肿带来的不适。如果您有任何疑问或担忧，最好与医生沟通，他们会根据您的具体情况提供个性化的指导和建议。好好照顾自己，平安渡过您的妊娠期吧！

（湖南省妇幼保健院　尹丹娟）

妊娠期肝素注射知多少？

很多孕妈妈妊娠期都有注射过肝素，甚至分娩后仍需要注射肝素，大家对肝素的使用充满了疑惑，那我们一起来揭开肝素的神秘面纱吧！

1. 什么是肝素？

（1）普通肝素：是硫酸氨基葡聚糖，可由牛的肺脏或猪肠黏膜制取，普通肝素使用方法是静脉注射和皮下注射，禁止肌内注射。

（2）低分子肝素：是从普通肝素裂解后得到的短链制剂。由于分子大小、抗凝活性、制备方法、生产厂家等不同，临床常用的低分子肝素包括依诺肝素、达肝素、那屈肝素等。低分子肝素使用方法是皮下注射，与普通肝素相比，使用更方便，出血风险较小。

2. 孕妈妈为什么要注射低分子肝素呢？

有些孕妈妈患有系统性红斑狼疮、抗磷脂综合征等自身免疫性疾病，会促进孕妈妈病理性高凝状态形成，容易在胎盘界面形成微血栓，导致胚胎停育、流产、早产、胎儿生长受限、羊水过少、妊娠期高血压疾病等病理妊娠；还容易导致下肢深静脉血栓形成或肺栓塞，危及生命。有的孕妈妈存在肥胖、高龄妊娠、试管、多胎妊娠等血栓高危因素。因此，使用低分子肝素能改善孕妈妈血液的高凝状态，预防胎盘界面微血栓形成，保证胎儿正常发育。

3. 如何正确使用低分子肝素呢？

许多孕妈妈孕期需要长时间使用低分子肝素，每天往返医院不方便，可以自己在家完成注射。如何掌握注射的方法及技巧呢？

（1）注射部位的选择：皮下注射部位有上臂三角肌下缘、腹壁、双侧大腿前外侧上 1/3、双侧臀部外上侧，腹壁为首选的注射部位。注射部位以腹部肚脐上、下 5 cm 为上下边界，左、右 10 cm 为左右边界（脐周 2 cm 内除外），对不接受或者不适宜腹部注射的患者也可选择上臂三角肌下缘或者大腿前外侧上 1/3 进行注射，注意两次注射点之间至少距离 2 cm，避开皮肤破损、感染手术瘢痕及有斑、有痣的地方。

（2）注射方法：消毒皮肤后用拇指、食指相距 5~6 cm 轻轻捏起皮肤（注意不要用五根手指捏其皮肤，以避免将肌肉和皮下组织一起捏起），捏起皮肤成一皱褶，在皱褶最高点，针头以 90°垂直刺入捏起的皮肤中，匀速推注 10 秒左右，将针管内药液和少量空气完全推注完毕后不要拔针，针筒内的少量空气可以形成气锁结构，有效预防药物溢出或外渗。原地停留 10 秒后再将针头拔出。如果不捏皮肤，则针头以 45°进针刺入皮肤，降低注入肌肉层的危险。

（3）注射部位轮换：将腹壁分为四个区域，每侧上臂、大腿、臀部各为一个区域，每次注射一个区域。也可以以肚脐为中心点作十字线，将腹部分为四个象限，按顺时针方向轮换注射区域，逐日交替注射。

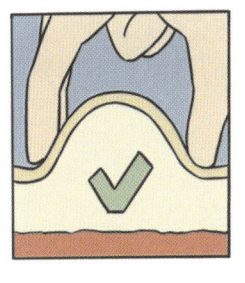
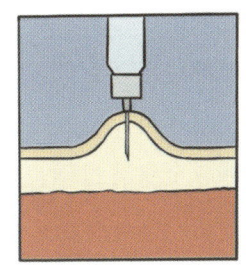
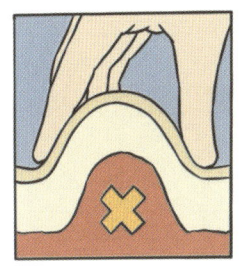
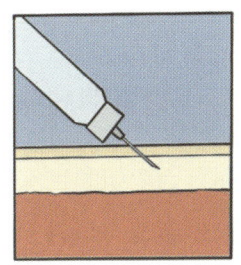

4. 注射低分子肝素时注意事项有哪些?

（1）目前常用的低分子肝素是预灌式抗凝针剂，无须进行排气，注射肝素前竖直拿起针管，针尖朝下用手指轻弹针筒，将针管内的空气弹至注射活塞前端，无须将空气排出，注射前不抽回血。

（2）注射完毕后如无出血一般不进行按压，如有出血可用棉签轻轻按压 3 分钟，切记不可按压过重或者来回揉动，否则更容易导致皮肤青紫。

（3）注射部位 24 小时内避免热敷、理疗或用力按揉，以免引起毛细血管破裂出血。

（4）注射后避免过紧束缚皮带、裤带等物品，以免影响注射部位的血液循环，如果针扎处皮肤出现少量出血或小块瘀青，一般属于正常现象，无须特殊处理。

5. 注射低分子肝素时出现异常情况的处理

（1）用药期间需遵医嘱定期复查肝肾功能、血常规是否有异常。

（2）牙龈、鼻子出血，大小便或其他部位出血，需暂时停药并及时就医。

（3）注射部位出现皮下出血或瘀斑，用记号笔标记皮下出血范围，密切观察并记录，如出血范围持续增大，应及时就医，并按照医生的建议使用相关药物进行处理。

（4）注射部位出现青紫或者摸起来有硬结的孕妈妈不用紧张，用生土豆片或者硫酸镁湿敷可以有效减轻症状。

（5）局部或全身有过敏反应，如皮疹、发热、发冷、头晕、胸闷等，需停用低分子肝素，立即就医。

（湖南省妇幼保健院　唐亚美　黄漫丰）

妊娠期高血压疾病产妇如何母乳喂养？

母乳喂养对于产妇和宝宝都有诸多不可替代的益处，尤其是早产儿、低出生体重儿更加需要母乳这最理想的天然食品来增强抵抗力。有研究显示，妊娠期高血压疾病产妇采用母乳喂养有助于控制产后血压及降低远期心脑血管疾病的发生风险，因此，鼓励妊娠期高血压疾病的妈妈进行母乳喂养。且大多数妊娠期高血压疾病产后会逐渐恢复，血压会逐渐地下降，完全能胜任母乳喂养。

1. 什么情况下不适合母乳喂养？

产妇病情危重，合并有严重的并发症，如中枢神经系统受损（脑血管意外、视网膜剥离等）、心血管系统受损（心力衰竭等）、肝功能严重受损（肝衰竭）、肾功能严重受损（肾衰竭需要透析治疗）、严重 DIC 等。产妇需积极配合治疗，可根据医嘱暂停哺乳或不哺乳。

2. 母婴分离下如何进行母乳喂养？

妊娠期高血压疾病的孕妈妈因疾病原因，可能发生早产或胎儿生长受限、胎儿宫内窘迫等，宝宝需暂时转新生儿科治疗。为促进泌乳素的分泌及乳腺管的通畅，产妇在分娩后 1 小时内即开始第一次挤奶，之后每天挤奶 8～12 次，每次 20～30 分钟，为保证产妇休息，尽量由家属协助完成，夜间也需坚持挤奶（为尽可能保证足够的睡眠，避免血压波动，可适当延长夜间挤奶的间隔时间）。挤出的乳汁放在干净清洁的储奶瓶或储奶袋中，用标签备注好挤奶时间、乳汁量，冷藏（4~8 ℃）可保存 24 小时，冷冻（−18 ℃以下）可保存 3 个月，如果新生儿科具备接收母乳的条件，可将挤出的乳汁及时送至新生儿科进行喂养，宝宝出院回家后再亲自喂养。

因此，妊娠期高血压疾病的妈妈不用担心，一般情况下，这个疾病不影响母乳喂养，即使是在服用降压药物的情况下，也是可以喂奶的。孕妈妈在妊娠期要做到规范产检，早发现、早治疗，预防严重并发症的发生，为产后母乳喂养打下坚实的基础。

（湖南省妇幼保健院　唐琦媛）

哺乳期妈妈如何安全使用降压药？

妊娠期高血压疾病是怀孕期间的特发性疾病，很多孕妈妈以为生完宝宝后就没事了，但在实际情况下，还是会有一部分患者产后血压依然高于正常。产后还需要继续使用降压药物吗？药物会不会影响到宝宝？

1. 哺乳期可以吃降压药吗？

答案是肯定的，哺乳期可以用降压药。首先，宝妈们应在医生指导下选择对婴儿影响小的降压药物。其次，宝妈要注意保持心情愉悦，不要过度劳累，对控制血压的平稳至关重要。再则，大多数妊娠期高血压疾病患者产后血压会逐渐恢复到正常水平，要严密监测，降压药可以根据血压情况慢慢减量或停药，切不可随意停药。

目前临床上常用的降压药物有血管紧张素转换酶抑制药（ACEI）、血管紧张素Ⅱ受体阻滞药（ARB）、钙通道阻滞药（CCB）、β受体阻滞药、利尿药，此外还有α受体拮抗药、中枢性降压药、血管扩张剂等。

关于哺乳期药物安全性，目前国际上将哺乳期用药按其危险性分为 L1~L5 五类，哺乳期应尽量选择 L1、L2 类药物（表 1-4）。

表 1-4　哺乳期用药安全性分类

分类	安全性	释义
L1	最安全	大量的临床数据证明哺乳期使用该类药物对婴儿没有影响
L2	安全	有一定数量的临床证据表明哺乳期使用该类药物对婴儿没有影响
L3	中度安全	对婴儿有潜在影响，没有严重的毒副作用
L4	可能有害	有证据表明该药物对婴儿有坏处
L5	禁忌	已证实对婴儿会产生危害，禁用

2. 哺乳期常用的降压药有哪些？

哺乳期最常用的降压药物是 β 受体阻滞药，如拉贝洛尔；第二种是钙通道阻滞药，如硝苯地平、尼卡地平；第三种是中枢降压药，如甲基多巴；第四种是利尿药，如氢氯噻嗪。以上药物哺乳期用药风险分级均 L2，药物半衰期短，乳汁中的分泌量也很少，属于宝妈们较为安全的降压药物。

3. 哺乳期禁止使用的降压药物有哪些？

血管紧张素 II 受体阻滞药（ARB），如缬沙坦等；血管紧张素转换酶抑制药（ACEI）类（卡托普利、依那普利除外）。

4. 哺乳期妈妈用降压药的注意事项

（1）遵医嘱用药：不可自行停药或调整剂量，以免血压波动影响健康。

（2）合理安排服药时间：可在喂奶后立即服药，让药物代谢一定时间后再喂奶，减少对宝宝的影响。

（3）定期监测血压：保持稳定的血压对妈妈的健康至关重要，建议规范监测血压，定期复查，预防并发症的发生。

（4）除了用药管理，以下措施也有助于血压稳定：①低盐低脂饮食，避免高钠食物（如腌制食品、加工食品）。②适量运动，如散步、瑜伽等，有助于血压控制。③保证睡眠充足，减少焦虑和压力。

总之，宝妈不用担心，一般产科医生都会根据血压情况，选择对母乳喂养影响最小、效果最理想的降压方案，用药期间定期监测血压，切不可自行停药或减量。

（湖南省妇幼保健院　黄漫丰）

妊娠期高血压疾病剖宫产术后如何进行肺功能锻炼？

妊娠期高血压疾病常因为合并心、肺、肝、肾等脏器功能损害，导致分娩方式较多采取剖宫产。剖宫产手术创伤和麻醉都可能影响肺功能，尤其是术前合并心力衰竭、肺水肿或低蛋白血症的妊娠期高血压疾病孕妈妈。肺功能不好，会影响到身体的氧气供给，恢复过程变慢，甚至可能引发一些肺部并发症。所以术后肺功能的锻炼非常重要。

下面是一些简单但有效的方法，可以帮助孕妈妈们在剖宫产术后恢复肺功能，马上就能做起来。

1. 深呼吸练习

方法：术后清醒后即可开始。可采取仰卧位，全身放松，用鼻子缓慢吸气，使腹部逐渐隆起，感觉气息充满整个腹部，然后用嘴巴缓慢呼气，感受腹部逐渐收缩，重复进行，每次练习 5~10 分钟，每大 3~4 次。

好处：帮助扩张肺部，增加肺部通气量。

2. 唇闭呼吸

方法：闭嘴经鼻子吸气，然后像吹口哨一样缩唇缓慢呼气，同时收缩腹部，吸气与呼气时间比为 1：2 或 1：3，每天锻炼 2 次，每次 10~20 分钟，每分钟 7~8 遍。

好处：减轻气喘、增加肺容量，有助于提高氧气的利用率。

3. 咳嗽练习

方法：取坐位或半坐卧位，屈膝，上身前倾。深而慢的腹式呼吸 5~6 次，深吸气至膈肌完全下降，屏气 3~5 秒，缩唇，缓慢将肺内气体呼出，再深吸一口气，屏气 3~5 秒，前倾，胸腔进行 2~3 次短促有力的咳嗽，咳嗽时收缩腹肌,用手按压上腹部,如果腹部有伤口,可以用手按压住伤口以减轻痛感。

好处:有助于清除肺部分泌物,预防肺部感染。

4. 腹式呼吸

方法:产妇可采取仰卧位或半卧位,将一手放在腹部,一手放在胸前。用鼻缓慢吸气,使腹部像气球一样鼓起,感受腹部把手轻轻顶起,胸部保持不动,吸气时间 3～5 秒;然后用嘴缓慢呼气,腹部收缩,肚脐找脊柱,呼气时间 5～8 秒。每天练习 2～3 次,每次 5～10 分钟。

好处:加强膈肌的运动,增加横膈膜的活动度,提高肺部扩展能力。

5. 肺膨胀练习

方法:取坐姿或站立位,结合手臂提升练习,配合深呼吸。当手臂提升时吸气,降下时吐气。

好处:促进上半身血液循环,辅助呼吸功能恢复。

6. 吹气球练习

方法:术后 24 小时开始使用吹气球法进行心肺功能锻炼。深吸气至不能再吸后,缓慢吹气球至不能再吹,吹气使气球直径达到 10～20 cm,每次练习 5～10 分钟,每天练习 2～5 次。

好处:有助于促进胸腔的扩展,增强肺部通气。

7. 注意事项

(1)手术后的肺部锻炼虽好,但切勿过度,要根据自身情况适量进行。

(2)如果在锻炼过程中感到不适,比如头晕、呼吸急促,请立即停止并咨询医生。

(3)手术后恢复期间,保持良好的营养和水分补给,有助于整体恢复。

希望以上的分享能够帮助到每一位妊高征的剖宫产妈妈,早日恢复健康,享受做母亲的快乐!

(湖南省妇幼保健院 尹丹娟)

妊娠期高血压疾病孕妈妈怎么睡?

妊娠可不是一件轻松的事情,从一身轻盈到"大腹"便便,孕妈妈们不仅腰酸背痛,行动不便,还时刻担忧着胎儿的生长发育情况,吃喝拉撒睡,样样有讲究。今天我们来讲讲,妊娠期怎么睡才更好。

众所周知,仰卧位时脊柱承受的压力最小,是对脊柱最友好的睡姿,且对于全身的肌肉和关节来说,不易偏离中立位,身体更容易放松和修复,可是它适合孕妈妈吗?

妊娠早期,胎宝宝只有小豆子大小,孕肚也无明显增长,孕24周以前,增大的子宫对下腔静脉的压迫并不明显,这个阶段孕妈妈可以选择自己喜欢的睡姿,比如仰卧、侧卧等,但需尽量避免俯卧。

孕24周后,随着孕周的增大,特别是合并巨大儿、羊水过多、多胎妊娠等情况,增大的子宫会压迫下腔静脉,影响血液回流,导致仰卧位低血压。此外,由于乙状结肠和直肠的影响,子宫出现右旋。因此,建议孕妈妈采取左侧卧位,可使右旋的子宫向左方移位,从而减轻子宫血管张力,增加胎盘血流量,改善宫内胎儿的供氧状况,给胎儿生长发育提供所需的营养物质和舒适的生长环境。在胎儿发育迟缓时,采取左侧卧位对促进胎儿生长也有一定的帮助,左侧卧位还可以解除子宫对下腔静脉的压迫,减轻下肢水肿,避免仰卧位低血压。

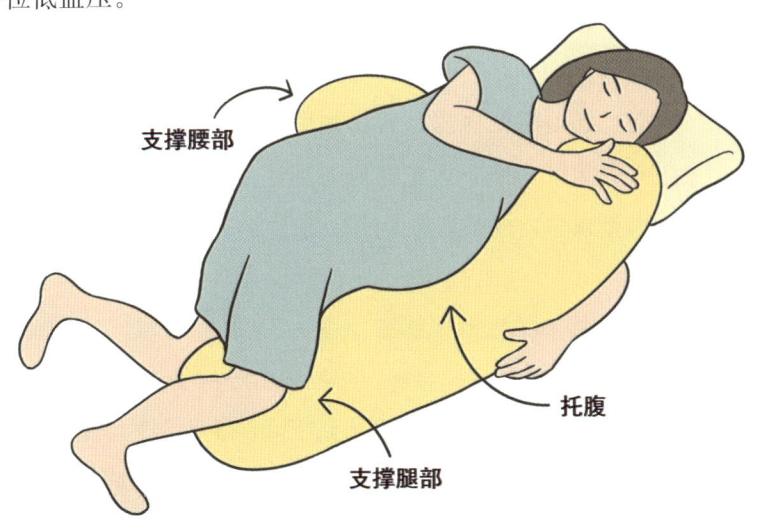

支撑腰部

托腹

支撑腿部

左侧卧位小贴士：

（1）不要选择 90°左侧卧位，以 15°～30°为宜。

（2）最好可以借用长条枕或专为孕妈妈设计的抱枕放在身体的左侧。

（3）以舒适为主，不要刻意整晚保持左侧卧位（容易影响睡眠质量），可根据情况做适当的调整。孕晚期单次仰卧位时间不宜超过 5 分钟，如感到不舒服，如压迫感、气短、头晕等仰卧位综合征情况，要立刻调整回左侧卧位的睡姿。

（4）如孕妈妈出现"子宫左旋"或有心脏相关疾病等情况，不建议左侧卧位。

（湖南省妇幼保健院　吴　丹）

妊娠期小心低血压

很多孕妈妈都听说过妊娠期高血压，但是对妊娠期低血压却很少有了解，今天就带着大家一起来了解一下妊娠期低血压吧！

正常妊娠孕妈妈血压常呈现先降后升的"U"形变化，妊娠 20 周前，收缩压和舒张压较妊娠前轻微下降，孕 20 周后稍有升高，至 37 周左右达到峰值。目前，《妊娠期血压管理中国专家共识（2021）》建议将妊娠期（除外病理状态）诊室血压＜90/50 mmHg 定义为妊娠期低血压。50％的妊娠期低血压孕妈妈在妊娠前即存在低血压状态。

女性妊娠后血容量增加，使孕妈妈心血管系统对体位变化引起的血压反应更为敏感。然而，妊娠期低血压是否增加胎儿不良结局的风险目前尚不明确。体位对血压有一定的影响，无论是妊娠期还是非妊娠期，由于重力的影响，站立时回心血量减少，故站立位血压会低于坐位和卧位。

1. 妊娠期与体位相关的低血压状态

（1）体位性直立性心动过速综合征：孕妈妈由卧位变为直立位时，由于重力影响，站立位回心血量下降，有效循环血量下降，导致心率增加＞30 次/min，通常可超过 120 次/min，可出现心悸、头晕、晕厥前兆乃至晕厥等临床表现。

（2）仰卧位低血压综合征：妊娠中晚期，孕妈妈采取仰卧位，增大的子宫压迫下腔静脉，引起血压下降，平均动脉压下降>15 mmHg 或收缩压下降15~30 mmHg，伴心率增加>20 次/min，孕妈妈可出现头晕、恶心等症状，改变体位可快速改善症状。

孕妈妈出现头晕、心悸、晕厥等症状都是很危险的，通常这种情况易引起跌倒、坠床，导致更严重的后果。

2. 如何预防妊娠期低血压?

（1）孕妈妈在妊娠 24 周后易发生仰卧位低血压综合征，要避免长时间仰卧位，平时睡觉建议采取左侧卧位，避免增大的子宫压迫下腔静脉。

（2）体位性直立性心动过速综合征主要与孕妈妈对循环血量变化适应不良有关。建议改变体位时动作要缓慢，治疗主要为非药物方法，可通过每天足量饮水、增加盐摄入、高枕卧位等方法改善，多数孕妈妈妊娠结局良好。

（3）妊娠期低血压需警惕与妊娠期体液丢失相关的疾病，如妊娠剧吐、脱水等，因此，对低血压孕妈妈，在进行家庭血压监测的同时要注意妊娠期营养的合理摄入及体重管理。①加强营养，多吃蔬菜水果、优质蛋白质等食物。如：鸡蛋、瘦肉、鱼以及动物肝脏等，还可以适当补充坚果类的食物。②建议补充富含维生素 B_{12} 和叶酸的食物，如果这两种摄入太少会导致贫血，从而导致低血压。维生素 B_{12} 含量高的食物包括鸡蛋、牛肉等；富含叶酸的食物包括芦笋、豆类和肝脏。③保证充足休息时间，不长时间站立久卧，要养成慢起身慢站立习惯，久卧后建议孕妈妈起身遵循"三个一"原则，即躺一分钟，坐一分钟，站一分钟，无头晕等不适再行活动；如果出现头晕、眼前发黑等情况要及时坐下以及侧躺下并保持呼吸平稳；衣物尽量宽松，让身体保持舒适。④饮用足够的液体保持自身的水分，可以适量饮用淡盐水，避免喝浓茶、咖啡等。

在妊娠期，如果孕妈妈出现轻度的低血压，但没有出现头晕乏力以及晕厥的情况，对自己或者胎儿是没有影响的；但如果妊娠期出现严重的低血压，一般存在大量失血或丢失体液（严重呕吐、腹泻等）的情况，严重的低血压可能导致孕妈妈出现微循环灌注障碍或严重休克，危及母儿生命，一定要及时就医。

（湖南省妇幼保健院　吴　丹）

✽ 新生儿篇 ✽

妈妈妊娠期高血压疾病，对胎儿危害有多大？

妊娠期高血压疾病是孕妈妈和围产儿死亡的主要原因之一，妊娠期高血压疾病会对胎儿产生哪些影响呢？今天我们一起来聊聊吧！

1. 妊娠期高血压疾病对胎儿有哪些危害？

（1）胎儿生长受限：妊娠期高血压疾病可能会导致胎盘血流减少，影响胎儿的营养供应，从而导致胎儿生长受限。胎儿生长受限的宝宝出生后，出现各种健康问题的风险增加，如低体重、免疫力下降、器官发育不全等。

（2）胎儿宫内窘迫：妊娠期高血压可能使胎盘功能减退，影响胎儿的氧气和营养供应，从而导致胎儿宫内窘迫。胎儿宫内窘迫会出现胎儿心律异常、胎动减少等症状，容易造成窒息缺氧，严重情况下可能危及生命。

（3）胎儿神经系统损伤：妊娠期高血压疾病可能影响胎儿的脑部血液循环，胎儿可能出现缺氧，导致胎儿神经系统损伤，或脑部发育异常，甚至可能出现脑瘫、智力障碍等症状。

（4）早产：孕妈妈高血压病情加重，需要提早分娩而造成早产，早产儿的生存能力低下，容易出现新生儿窒息、肺炎、肺透明膜病、坏死性小肠炎、感染等相关并发症。

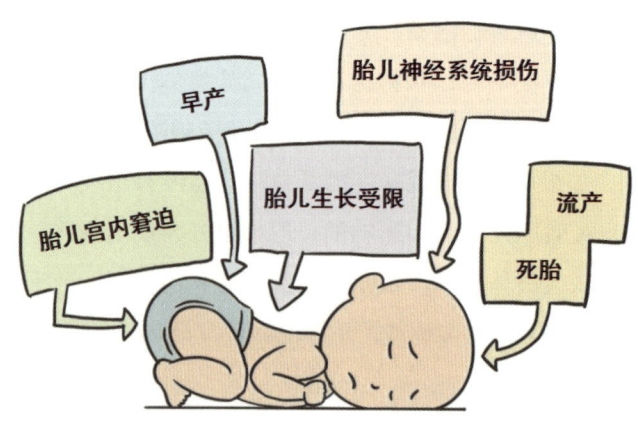

（5）流产、死胎：通常妊娠期高血压疾病可能影响子宫血液循环，胎盘供血不足会影响胎儿的发育，子宫螺旋动脉重铸不足，血管内皮损伤，加之胎盘血管急性动脉粥样硬化，导致胎盘微血管栓塞或胎盘早剥，这样也容易出现流产、死胎等。

2. 孕妈妈得了高血压，有哪些注意事项？

（1）监测管理血压：如血压≥140/90 mmHg，建议服用降压药物。

（2）定期规范产检，密切监测母体有无出现严重并发症、胎儿生长发育、羊水量及多普勒血流等情况。

（3）健康饮食：均衡饮食，确保摄入足够的营养，包括蛋白质、维生素、矿物质和纤维素；减少高盐食物的摄入，避免高糖和高脂肪食物等。

（4）控制体重：过度肥胖会增加妊娠期高血压的风险，在妊娠前确保体重处于健康范围内，并在医生的指导下控制体重的增长。

（5）适度运动：适度的体育锻炼有助于保持身体健康和心血管功能，在医生的建议下，选择适合妊娠期的运动方式，如散步等，避免剧烈运动和过度劳累。

（6）心理指导方面：让孕妈妈了解妊娠、分娩方面的一般常识，避免一些不良的刺激，解除孕妈妈对分娩的恐惧心理，保持愉悦的心情。

妊娠期高血压疾病对于孕妈妈和宝宝的危害不容忽视，如果妊娠期出现高血压的症状，请立即就医并遵循医生建议，早期诊断和及时处理是确保孕妈妈和宝宝健康和安全的关键。

（湖南省妇幼保健院　李素萍　王玲华）

妊娠期得了高血压，会影响新生儿吗？

十月怀胎本是一件幸福且值得期待的事情，但有些孕妈妈妊娠后却患上一种妊娠期特有的疾病——妊娠期高血压疾病。孕妈妈会担心这种病对新生宝宝有危害吗？今天我们一起来探讨一下吧！

妊娠期高血压疾病对新生儿可能产生多种不利影响，主要与高血压引起的胎盘功能障碍有关。

1. 对新生儿心脏功能的影响

由于胎盘供血减少，胎儿的血液循环受到影响，可能导致心肌细胞因缺氧受损而影响心功能，甚至造成胎儿心脏病及心力衰竭的发生。妊娠期高血压疾病对新生儿心功能的影响会持续存在，新生儿出生后可能会出现心肌功能受损或心脏结构发育异常，这些可能与胎儿宫内生长受限和缺氧有关。应重视对妊娠期高血压疾病产妇所分娩的新生儿心脏结构及其功能等相关指标的完善和监测，采取早期预防和干预手段，以最大限度避免妊娠期高血压疾病对胎儿及新生儿造成的影响。

2. 对新生儿呼吸、消化及免疫功能的影响

孕妈妈合并妊娠期高血压疾病时，宝宝发生宫内生长受限及早产的风险增加。因早产宝宝全身各器官功能发育不成熟，生存能力相对低下，更容易出现呼吸窘迫综合征、肺炎、窒息等呼吸系统疾病，出生后可能需要额外的呼吸支持。同时易出现营养吸收和消化问题，可表现为消化不良、呕吐、腹胀甚至便血等情况。此外，高血压引起早产和胎儿宫内生长受限可能影响免疫系统的成熟，使新生儿更容易合并感染。

3. 对新生儿血液系统的影响

母体患妊娠期高血压疾病可能对新生儿血液系统产生影响，主要表现为血小板减少，也可引起中性粒细胞明显减少。因此患有妊娠期高血压疾病的母亲所生新生儿更容易发生感染性疾病（如败血症）及颅内出血。此外，妊娠期高血压疾病还可引起新生儿有核红细胞增多，这与胎儿宫内慢性缺氧有关。

4. 对新生儿血糖的影响

妊娠期高血压疾病使得早产儿和低出生体重儿的发生率增加，因糖原储备少，从而使新生儿发生低血糖的概率升高，部分早产儿也可发生一过性高血糖，可能与早产儿利用葡萄糖能力差有关。因此，新生儿应积极做好血糖

监测，避免出现血糖紊乱，从而避免新生儿脑损伤的发生。

5. 对新生儿体格及智力发育的影响

宫内生长受限和低出生体重可能影响骨骼和肌肉的发育，从而影响体格发育和运动能力。此外，胎儿的大脑也可能因缺氧而受到损害，从而影响大脑发育，导致认知和行为问题，或者增加未来患神经系统疾病如运动和语言发育落后，甚至脑瘫的风险。

因此准妈妈们在妊娠期，若诊断为妊娠期高血压疾病，应密切监测血压变化，遵照医嘱及时合理用药，从而降低对新生儿的不良影响。出生后的新生儿也需要密切观察，必要时到新生儿重症监护病房（NICU）接受观察和治疗，以保障母婴安全。

（湖南省妇幼保健院　李素萍　王玲华）

惊！人生起跑线，从胎儿期就开始了！

"医生，我妊娠已 6 个月，为什么肚子依然不明显？会不会是宫内发育迟缓？"

"医生，为什么明明是一样大的孩子，我的孩子会比其他孩子看起来更小一点？"

宫内发育迟缓是什么，容易造成胎死腹中吗？出生后有些宝宝在发育过程中身高较其他同龄宝宝矮，这让父母非常焦虑。其中有一部分宝宝是出生时的体重低，在医学上，这样的孩子被称为"小于胎龄儿"。

1. 小于胎龄儿（SGA）与胎儿生长受限（FGR）是一回事吗？

小于胎龄儿（SGA）：又称宫内生长迟缓，指新生儿出生体重小于同胎龄儿平均出生体重的第 10 百分位或低于平均体重 2 个标准差的新生儿。

胎儿生长受限（FGR）：又称宫内生长受限（IUGR），指胎儿没有达到其充分的生长潜能，超声估测的胎儿体重或腹围低于相应胎龄的第 10 百分位。提示宫内存在抑制胎儿生长的病理因素（母体因素、胎儿因素、胎盘因素、脐带因素），是在妊娠中晚期发生的一种并发症。

2. FGR 与 SGA 的异同

以出生结局为终点时，FGR 和 SGA 都表现为出生体重低于相应胎龄第 10 百分位。绝大多数 FGR 都是 SGA，而所有 SGA 中仅 1/3 左右为 FGR，有相当部分的 SGA 属于生长发育偏小但健康的新生儿。二者又有所不同，不同之处表现在：

（1）评估时机不同：

FGR：评估时机在胎儿出生前，主要通过孕妈妈的产检（如 B 超检查）来监测胎儿的生长发育情况，包括腹围、头围、双顶径、股骨长度等指标的测量。

SGA：评估时机在婴儿出生后，通过对其体重、身长、头围等实际测量数据的分析，与同胎龄新生儿的标准进行比较来确诊。

（2）病因与影响因素：

FGR：可能与遗传因素、胎盘功能、脐带因素、孕妈妈健康状况（如营养不良、糖尿病、高血压等）及不良生活习惯（如吸烟、喝酒）等多种因素有关。

SGA：SGA 不仅包含病理性的胎儿生长受限，还包括部分健康小样儿，这部分健康小样儿除体重及体格发育较小以外，各器官并没有结构异常及功能障碍，无宫内缺氧表现。但 SGA 的诊断更多地关注婴儿出生时的体重与同龄新生儿的比较结果，而不直接涉及胎儿在宫内的具体生长过程。

（3）临床表现与并发症：

FGR：出生后发生近、远期并发症风险较高。可能导致营养不良、低血糖、抗感染能力降低等并发症。严重时可能导致胎粪吸入、宫内窘迫等危险情况。

SGA：出生后可能表现为体重低、消瘦、皮肤干燥等症状。由于宫内营养不足，SGA 在新生儿期可能更容易出现低血糖、呼吸困难、发绀等并发症。此外，SGA 先天畸形的发生率也比正常新生儿高。

（4）预后与管理：对于 FGR 的胎儿，需要在妊娠期进行密切的监测和管理，以评估胎儿的生长发育情况并及时采取干预措施。SGA 出生后需要接受全面的体检和评估，以确定其是否存在生长发育迟缓、营养不良等问题，并制订相应的治疗和管理计划。

简而言之，FGR 除生长受限之外，还强调并发症风险，在妊娠期筛查过程中，还需将胎儿多普勒指标异常、染色体异常、宫内感染等因素纳入综合考量。

综上所述，胎儿生长受限（FGR）与小于胎龄儿（SGA）是两个不同的概念，但在实际临床中往往存在一定的联系。对于这两种情况，都需要进行及时的评估和管理，以保障母婴的健康和安全。

（湖南省妇幼保健院　彭湘莲）

母婴分离的妈妈如何做好母乳喂养

有的孕妈妈因妊娠时出现各种并发症和合并症，被迫提前结束妊娠，宝宝因为早产入住新生儿监护病房，也有部分宝宝因为疾病的原因入住新生儿监护室。这让本是满怀喜悦的妈妈猝不及防，宝宝不在身边，都不知如何进入母亲的角色，对于母乳喂养更是不知怎样开始，让妈妈无比担忧和焦虑，甚至有抑郁等不良情绪，影响妈妈的健康。其实，这个时候的妈妈仍然能做好母乳喂养工作，而且有非常重要的意义。

1. 宝宝不在妈妈身边，妈妈如何开展母乳喂养？

这个时候妈妈不能亲自给宝宝哺乳，但不影响妈妈把珍贵的母乳送给宝宝，让他（她）接收到妈妈甘甜的乳汁和妈妈的爱，妈妈的乳汁更是能够帮助宝宝战胜疾病，尽早康复出院！因此，母婴分离的妈妈同样有着非常重要的"工作"，那就是要把母乳挤出来送给宝宝。同时，产后的挤奶能刺激妈妈身体产生催产素，帮助妈妈子宫收缩，从而减少产后出血的发生；及时的挤奶能减少乳腺肿胀、乳汁淤积的发生；挤奶的过程可以引导妈妈情绪的放松，减少产后抑郁等问题。可以说是一举多得，非常重要！

2. 宝宝刚刚出生，妈妈就会有母乳吗？

是的，妈妈已经为宝宝准备好了乳汁。早在妊娠中期（孕 16 周左右），乳房就开始产生乳汁了。只不过这个时候宝宝没有出生，受体内激素的影响不会产生很多的乳汁，因此极少量的乳汁就静静地停留在乳房深处。而当宝宝出生那一刻，就给妈妈身体发出信号，启动产乳工程，随着宝宝的吸吮（宝宝不在身旁可以通过手挤奶等方式），乳汁产生逐渐增多，满足宝宝生长需求。

3. 什么是初乳？初乳对宝宝有多珍贵？

初乳是妈妈产后最初几天分泌的特殊乳汁，量少，呈淡黄色或清澈的颜色。初乳弥足珍贵，对宝宝的健康非常重要。特别是对于全身器官和系统都发育不完善的早产宝宝来说，每一滴初乳都胜过"黄金"！

初乳除含有宝宝所需要的营养成分外，还含有大量免疫活性物质，它能保护宝宝免受疾病的侵袭。另外，母乳中含有的微生物群恰恰是帮助宝宝肠道微生物群建立的重要因子，能促进消化和吸收。初乳就像疫苗一样，宝宝越早"获取"就能越早保护宝宝的健康。

4. 什么时候开始挤奶？怎样进行挤奶？

越早开始挤奶，就会越快地启动妈妈的产乳。越频繁地挤奶，就会越多地产生乳汁。就像人们常说的"奶是越吸越有的"。因此建议母婴分离的妈妈在产后 1 小时内就开始挤奶，最晚不超过产后 6 小时。每天挤奶 6~8 次，夜间也要保持挤奶，以达到有效地刺激乳汁的分泌和保持乳汁排出通畅。妈妈保持充足的睡眠和愉快的心情，能促进乳汁分泌。初乳量很少，每个人都不尽相同，即使几毫升或不足一毫升我们也可以选择合适的收集器收集起来送给宝宝。在产后的头几天，如果妈妈乳量不多，建议手工挤奶，不建议使用吸奶器（医用级别吸奶器除外），以免因调节吸奶器压力不当造成乳头水肿损伤，待妈妈乳量多且通畅时再选择使用吸奶器。相信每一位妈妈都能为自己的宝宝提供最珍贵的乳汁，在每一次挤奶过程中都会倾注满满的母爱，在母婴分离的时间里用母乳搭建起喂养的桥梁。

（湖南省妇幼保健院　黄利敏）

神奇的涂抹——初乳口腔免疫疗法

母乳中含有丰富的营养成分，还有大量的免疫物质和生长因子等，是最适合新生儿的食物。不同孕周，或是泌乳的不同阶段，妈妈的乳汁成分都是不一样的。

特别是早产妈妈的初乳，蛋白质含量高，含有大量的免疫物质，且初乳分泌期更长，其营养价值和成分更适合早产宝宝。对早产宝宝而言，初乳可视为一种免疫替代疗法，能促进宝宝的康复。因此，让早产宝宝吃到的最佳的第一口奶是妈妈的初乳。

但是，有的早产宝宝因胎龄太小，体重太轻，或者因为病情还不能用母乳喂养时，妈妈的初乳还有用吗？答案是"肯定的"。它可以用来给宝宝进行"初乳口腔免疫疗法"，以弥补这些早产宝宝不能直接初乳喂养的缺憾，发挥"初乳"的重要作用。

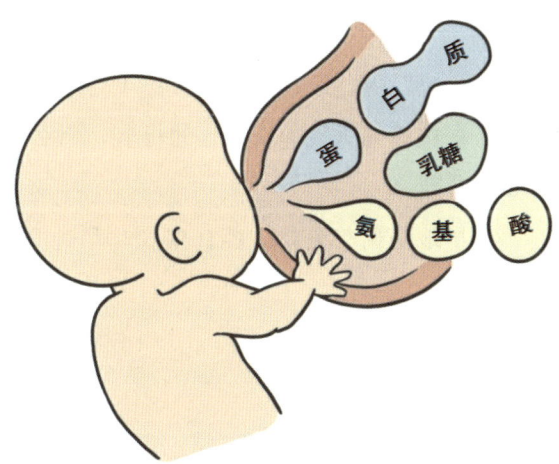

1. 什么是初乳口腔免疫疗法？

初乳口腔免疫疗法又叫"初乳口腔涂抹"或者是"初乳口咽哺喂"，是指出生后头几天，将妈妈少量初乳涂抹于宝宝口咽黏膜，使初乳中的细胞因子等免疫活性成分与口咽淋巴组织和口腔黏膜相互作用的过程。初乳涂抹口咽相当于给宝宝进行了口服免疫治疗。

2. 口腔免疫疗法适合什么样的宝宝?

早期不能经口进行喂养的早产宝宝,比如说喂养不耐受、上呼吸机的宝宝等。即便是最弱小的早产宝宝,这种方法都是安全、简单,无不良反应的。

3. 初乳口腔免疫疗法有什么好处?

初乳涂抹在早产宝宝的口咽,能够通过口腔黏膜刺激、直接吸收、吞咽转运三种形式,激活宝宝的免疫系统,将初乳的作用发挥至最大。促进早产宝宝肠道的吸收功能建立、帮助尽早开始吃奶,让其尽快达到全肠道喂养;促进生长发育、预防早产儿的相关疾病,帮助其尽早地康复出院!

4. 如何进行口腔免疫疗法?

早产妈妈应掌握正确挤奶的方法,在分娩后半小时至 1 小时内即开始挤奶。24 小时内每 2~3 小时挤奶 1 次,促进初乳的尽快分泌并尽早收集。初乳量很少,妈妈可以选择合适的工具收集初乳。新鲜初乳挤出后立即运送至 NICU,剩余多的初乳可分装冷藏或冷冻保存。NICU 护理人员会将妈妈的初乳涂抹于宝宝的口腔。每次涂抹大约 0.2 mL 的母乳,每 2~4 小时会进行 1 次,直至宝宝进行肠道喂养。

因此,早产妈妈越早地挤出初乳,就能让宝宝尽早地开展初乳口腔免疫疗法,让宝宝越早受益!

(湖南省妇幼保健院　黄利敏)

早产宝宝回家后如何护理?

临床上将孕 37 周之前出生的宝宝称为早产儿,早产儿由于身体各系统功能发育不成熟,可能需要暂时和妈妈分开,住进新生儿科。经过一段时间的治疗和护理后,终于迎来了宝宝出院回家的日子。父母高兴之余,更是充满了担忧,因为早产宝宝需要更加精心地照顾和护理。早产宝宝回去之后应该怎么做呢?

1. 适宜的环境

室内温度保持在 24~26 ℃，湿度 55%~65%，做好通风，每天至少通风 2 次，每次 30 分钟以上，保持空气清新。避免强光照射和较大声音的刺激，保持一个尽量舒适、安静的环境。

2. 科学喂养

早产宝宝的吸吮、吞咽及消化功能尚不完善，容易发生喂养不耐受的情况，所以，鼓励妈妈尽量坚持母乳喂养。早产妈妈的母乳（尤其是初乳），含有大量的免疫因子，可增强宝宝的机体抵抗力，保护新生儿消化道和呼吸道黏膜，是早产儿最佳的食物。必要时，在新生儿科医生指导下，合理添加早产儿奶粉以及母乳强化剂。早产宝宝的生长发育会偏慢一些，宝爸宝妈也不要操之过急，并不是宝宝吃得越多越好，合理喂养就是最好的，避免过度喂养。宝宝会按照自身的节奏，慢慢地追赶，父母可以定期监测生长发育指标，记录宝宝的成长轨迹。

3. 预防感染

宝爸宝妈或者家庭照顾者在接触宝宝、喂奶、换尿片之前都要清洗双手，注意卫生。如果家里有人患感冒，需要及时佩戴好口罩，做好呼吸道隔离。对于宝宝的用具，特别是奶瓶奶嘴等要及时清洗，每天消毒。另外，注意避免家人频繁探视宝宝，特别是存在呼吸道感染、皮肤感染和肠道感染的人，避免发生交叉感染。

4. 皮肤护理

早产宝宝的皮肤很娇嫩，要注意勤换尿片，大小便后尽量用清水清洗干净，避免直接使用湿纸巾擦拭等，保持臀部皮肤干燥，预防红臀和尿布疹的发生。注意做好皮肤清洁，特别是腋窝、颈窝、腹股沟等缝隙中，可以经常给宝宝洗澡，但是不需要常规每天使用沐浴露。宝宝的衣服选择浅色全棉制品，要经常清洗更换，被褥要经常晾晒，穿衣盖被厚度要适宜，不要捂得太热，也不要裹得太紧，以方便宝宝活动为度。

5. 保证睡眠时间

宝宝出生后绝大多数时间都在睡眠状态，胎龄越小睡眠时间越长，每天要睡 20 小时以上。除了喂奶外，尽量不要打扰宝宝睡眠，大部分护理时间可以放到宝宝觉醒或者浅睡的状态下进行。

6. 抚触操

鼓励宝爸宝妈每天给宝宝进行日常抚触按摩，按摩前，先用抚触油涂抹双手，待双手温暖之后，轻轻按摩宝宝全身。按摩过程中，可播放轻柔的音乐。给宝宝做抚触按摩既能增进亲子之间的交流，又能促进宝宝的身心发展。

7. 袋鼠式护理

袋鼠式护理是指将宝宝裸身（要穿纸尿裤、戴帽子）趴睡在父母（或其他家属）胸前，进行皮肤与皮肤的接触，模拟子宫的环境，有利于维持宝宝的体温，促进宝宝睡眠及生长发育，促进亲子关系的建立等。袋鼠式护理是很好的新生儿护理方式，特别是对于早产宝宝，推荐每天至少坚持 1 小时，持续的时间越久，宝宝也越受益。

8. 定期带宝宝进行复诊

对于早产宝宝而言，及时进行早期干预，按照医生提供的方法进行训练，可以促进语言、行为及精细动作的发育。所以家属需要带宝宝定期来医院进行检查及评估，通常 0~6 月龄宝宝每个月随访一次，7~12 月龄宝宝每 2 个月随访一次，13~24 月龄宝宝每 3 个月随访一次，2 岁后每半年随访一次。特殊情况下，根据宝宝的具体情况遵循医生嘱咐，调整随访频率。

（湖南省妇幼保健院　黄漫丰　刘　璇）

防治 ROP，还宝宝一双明亮的眼睛！

临床工作中，许多孕妇因为各种妊娠期合并症或并发症（如妊娠期高血压疾病、妊娠期高血糖、妊娠合并心脏病等）病情加重导致提前终止妊娠。随着新生儿科救治水平提升，早产儿（<37 孕周）和超早产儿（<28 孕周）的生存率逐渐提高。但早产儿，尤其是超早产儿因为各个器官发育不成熟，出生后易发生呼吸窘迫综合征、坏死性小肠结肠炎、支气管肺发育不良及早产儿视网膜病变等并发症。其中早产儿视网膜病变是一种严重危害新生儿视力健康的疾病。

1. 什么是 ROP?

早产儿视网膜病变（retinopathy of prematurity，ROP）是一种发生在早产儿中的眼病，主要影响视网膜血管的发育。视网膜是眼睛后部的感光层，对于视觉至关重要。早产儿，尤其是出生体重极低或者孕周较小的婴儿，由于视网膜血管未完全发育，容易发生本病。

2. ROP 的病因和高危因素有哪些?

（1）早产与低体重：孕周<32 周或出生体重<2 000 g 的早产儿风险最高，因视网膜血管通常在孕期最后几个月发育完成。

（2）高氧暴露：过度或不规范的氧气治疗（如早产儿呼吸支持）可能导致血管异常增生。

（3）其他因素：感染、贫血、输血、营养不良及呼吸窘迫综合征等。

3. ROP 的发病机制

正常视网膜血管从胚胎 16 周开始发育，37 周时覆盖整个视网膜。早产儿视网膜血管尚未发育成熟，而出生后的机械通气、氧疗等高氧环境会导致视网膜血管收缩或闭塞。随后缺氧诱导血管内皮生长因子（VEGF）过度表达，导致病理性血管增生。这些异常血管易破裂、出血，形成瘢痕组织，严重时可"牵扯"视网膜导致剥离和失明。胎龄越小（<28 周）、出生体重越低（<1 500 g），ROP 风险越高。

4. ROP 的临床表现有哪些?

早期常无症状，晚期可能出现白瞳症（瞳孔发白）、斜视或眼球震颤。

5. ROP 如何诊断及治疗?

(1) 筛查对象:对孕周<32 周或体重<2 000 g 的早产儿和低出生体重儿,出生后 4~6 周或矫正胎龄 31~32 周开始定期眼底检查,直至血管发育成熟。

(2) 诊断:根据国际标准,ROP 分为 5 期。

1 期:视网膜血管与非血管区分界明显。

2 期:分界线增厚隆起。

3 期:异常血管向玻璃体增生,可能伴纤维组织增生进入玻璃体。

4 期:部分视网膜脱离(a. 未累及黄斑;b. 累及黄斑)。

5 期:完全视网膜脱离,致盲风险极高。

附加病变(AP-ROP):进展迅速的后极部病变,需紧急干预。

(3) 治疗:

1) 激光光凝术:传统方法,破坏无血管区以减少 VEGF 分泌。

2) 抗 VEGF 药物(如雷珠单抗):眼内注射抑制异常血管生成,适用于特定病例(如后极部病变)。

3) 手术:4~5 期需行玻璃体切割术或巩膜扣带术,但术后视力恢复有限。

抗 VEGF 药物(如雷珠单抗)或激光光凝术可有效抑制异常血管增殖,早期干预成功率超过 90%。优先使用抗 VEGF 药物,减少激光对周边视力的损伤。

6. ROP 的后遗症有哪些?

(1) 早期干预:1~3 期及时治疗可保留有用视力,5 期预后差。

(2) 长期并发症:近视、斜视、青光眼风险增加,需定期眼科随访至成年。

7. ROP 如何预防?

有效预防 ROP,首先要积极处理妊娠期合并症,避免早产,尤其是超早产的发生。此外,在对早产儿的治疗中,要注意:

（1）规范用氧：新生儿科用氧需严格控制氧饱和度（目标 $90\%\sim95\%$）。

（2）加强营养支持：补充维生素 A、抗氧化剂促进视网膜发育。

（3）系统管理：多学科团队（儿科、眼科）协作监测高危婴儿。

防治结合，还宝宝一双明亮的眼睛！

（湖南省妇幼保健院　李　婷）

不做"高高在上"的
孕妈妈

第二章
妊娠期高血糖

❋ 开 篇 ❋

"甜蜜杀手"糖尿病的前世今生

提起糖尿病,大部分人并不陌生,但是糖尿病的发展历史你知道吗?为什么命名为糖尿病?它有哪些危害?下面让我们揭秘"甜蜜杀手"糖尿病的前世今生。

糖尿病是一种非常古老的疾病,在古中国、希腊、印度以及文艺复兴时期的欧洲的文献中均有相关的记载。数千年来,中医把糖尿病叫作消渴病。《黄帝内经》记载:消渴"此肥美之所发也,此人必数食甘美而肥也。肥者令人内热;甘者令人中满,故其气上溢,转为消渴"。东汉张仲景在《金匮要略》中专立"消渴篇"。明朝张景岳在《景岳全书》中提出"消渴病,其为病之肇端,皆膏粱肥甘之变,酒色劳伤之过,皆富贵人病之,而贫贱者少有也"。在古希腊语中糖尿病被命名为"Diabetes",取其流动和吸取的含义,古希腊医生将糖尿病描述为一种可怕又痛苦的疾病,患者的肌肉和骨骼会不停地融化,五脏六腑的水分会全部流失,最终化为大量的尿液,并出现难以抑制的口渴,大量的饮水、排尿、烦躁、消瘦等症状,最终死去。古印度医生将糖尿病称为"Madhumeha",翻译为"蜂蜜尿",患者的尿液像蜂蜜或甘蔗一样甜,并且会吸引蚂蚁和昆虫。文艺复兴时期的英国医生将糖尿病命名为"mellitus",意思是甜蜜,因为糖尿病患者的尿液非常甜,仿佛浸泡在蜂蜜里一样。

随着人类对糖尿病的不断研究与探索,尤其是胰岛素的发现,对糖尿病的认识不再停留在症状上,逐渐转变为进一步了解糖尿病发病机制、标准化诊断及治疗上。现代医学认为糖尿病是一组由多种病因引起的以高血糖为特征的代谢性疾病,是胰岛素分泌不足或作用缺陷所引起。长期碳水化合物、脂肪以及蛋白质代谢紊乱引起多系统损害,如眼睛、肾脏、神经、心脏、血管等组织器官的进行性病变,病情严重时可发生机体急性严重代谢紊乱及电解质紊乱,如糖尿病酮症酸中毒、高渗高血糖综合征等。其主要治疗方式为

"五驾马车"，即医学营养治疗、适当运动、药物干预、监测与健康宣教。

近几十年来，随着居民生活水平的提高，饮食结构从素食化逐渐向高糖、高脂、高能量改变，很多孕妈妈妊娠期出现了糖尿病。当下妊娠期糖尿病成为妊娠期最常见的并发症，可引起孕妈妈的感染、难产、产后出血、巨大儿、胎儿生长受限、胎儿畸形、流产、早产、死胎、死产等。不仅如此，妊娠期糖尿病孕妈妈所生婴儿远期罹患糖尿病、高血压、肥胖等风险增加，存在显著的跨代效应。因此，妊娠期规范管理，降低母儿并发症，是产科医生和营养科医生工作中的重中之重。

（湖南省妇幼保健院　潘　华）

✳ 诊断篇 ✳

什么是妊娠期高血糖?

1. 什么是妊娠期高血糖?

妊娠期高血糖是一些女性在妊娠期表现的一类血糖升高的疾病,包括妊娠前就诊断的糖尿病以及妊娠期新诊断的妊娠期糖尿病。妊娠期糖尿病与普通糖尿病一样,会影响机体对葡萄糖的利用。

人体内所有细胞都需要糖提供能量,才能正常工作,而糖进入细胞需要胰岛素(激素)的帮助。如果胰岛素不足或身体对胰岛素反应不佳,糖就会蓄积在血液中,从而诱发糖尿病。妊娠中晚期,胎盘产生许多抵抗胰岛素作用的激素,胰岛素的敏感性降低,为了维持糖代谢水平,对胰岛素的需求量增加,但某些孕妈妈无法产生足量的胰岛素,就会发生妊娠期糖尿病。妊娠期糖尿病通常会在妊娠结束后完全恢复。

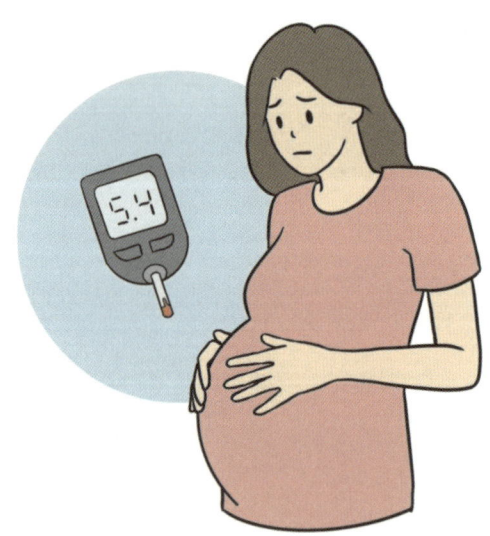

2. 妊娠期高血糖有哪些类型?

妊娠期高血糖包括以下 3 大类:①孕前糖尿病合并妊娠(PGDM),包括 1

型糖尿病和 2 型糖尿病。②妊娠期糖尿病（GDM），根据是否需要药物治疗又分为妊娠期糖尿病 A1（饮食和运动即可控制血糖）和妊娠期糖尿病 A2（需要药物控制血糖）两个亚型。③糖尿病前期，包括空腹血糖受损和糖耐量受损。

3. 妊娠期高血糖有哪些临床表现？

很多孕妈妈都无明显的症状。但如果随机血糖≥11.1 mmol/L（200 mg/dL）的孕妈妈可能存在高血糖症状（例如：烦渴、多饮、多食、多尿、体重减轻、视物模糊）。

4. 哪些孕妈妈需要在妊娠早期筛查糖尿病？

首次产前检查需要排查糖尿病的高危因素：包括妊娠期超重或肥胖（尤其是重度肥胖）、既往妊娠发生过妊娠期糖尿病、糖耐量受损、既往分娩过巨大儿、一级亲属患糖尿病、有心血管疾病史、有慢性高血压、高脂血症、多囊卵巢综合征、年龄>35 岁、不明原因的死胎、死产、胎儿畸形史、羊水过多史、反复外阴阴道假丝酵母菌病者、早孕空腹尿糖反复阳性等。

5. 如何筛查糖尿病？

可通过口服葡萄糖耐量试验（oral glucose tolerance test，OGTT）筛查糖尿病，通常在孕 24～28 周进行。具有高危因素的孕妈妈建议在妊娠早期筛查，若妊娠早期 OGTT 满足普通糖尿病诊断标准，则认为是孕前糖尿病，按照孕前糖尿病合并妊娠管理，接受控糖治疗。妊娠早期 OGTT 正常的孕妈妈应在孕 24～28 周再次筛查妊娠期糖尿病。

（复旦大学附属妇产科医院　刘海燕）

甜蜜的检查——OGTT

OGTT 学名为口服葡萄糖耐量试验，在妊娠期，很多准妈妈会提前通过网络了解妊娠期的各种注意事项和各种检查所需要准备的物品等，OGTT 便是我们需要重点关注的产检项目之一。

1. 为何要做 OGTT?

妊娠中、晚期,孕妇体内产生许多抵抗胰岛素作用的激素,如胎盘生乳素、雌激素、孕酮等。孕妇对胰岛素的敏感性下降,为维持体内正常糖代谢水平,胰岛素需求增加,对于胰岛素分泌受限的孕妇,妊娠期不能适应这一生理性变化,容易患上妊娠期糖尿病。如不能及时发现和处理,会危害孕妈妈和胎儿的健康。

2. 妊娠期糖尿病的影响有哪些?

虽然妊娠期糖尿病孕妈妈常常无明显症状,但此病容易造成孕妈妈感染、胚胎发育异常、流产、早产、羊水过多、妊娠期高血压、酮症酸中毒、巨大儿、胎儿生长受限、新生儿低血糖等系列并发症。虽然大部分孕妈妈在生产后会恢复正常,但再次妊娠复发率高达 33%～69%,17%～63% 的患者将来可能会发展成 2 型糖尿病。

3. OGTT 的检查流程

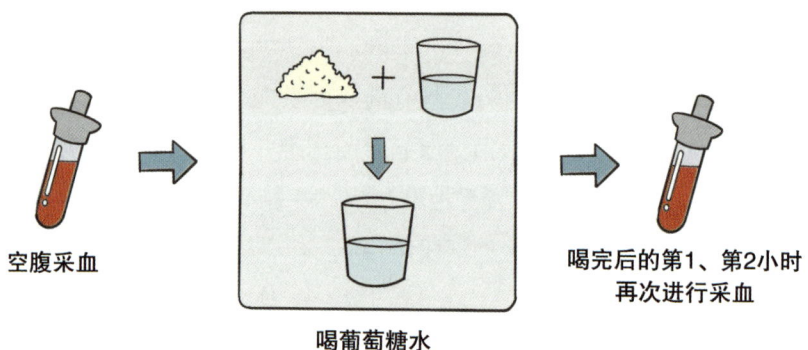

空腹采血　　　喝葡萄糖水　　　喝完后的第1、第2小时
　　　　　　　　　　　　　　　　再次进行采血

在检查前 3 天正常饮食,保证每天至少摄入 150 g 碳水化合物,避免高糖、高脂、高盐食物。试验前一天 00:00 后停止进食,空腹 8～10 小时后做糖耐量试验,受试者应在 9:00 前到达医院。一般医院采用的都是 75 g 葡萄糖粉的糖耐量试验。先进行一次空腹采血,然后将葡萄糖溶于水中并在 5 分钟内喝完,从喝第一口开始计时,喝完后的第 1、2 小时再次进行采血。空腹血糖

应小于 5.1 mmol/L，第 1 小时和第 2 小时应分别小于 10.0 mmol/L 和 8.5 mmol/L。如果任意一次大于或等于上述标准值，即可诊断为妊娠期糖尿病。

4. OGTT 检查的注意事项

在整个 OGTT 检测期间均不能进食及饮水，注意不做激烈运动，如果出现面色苍白、恶心、呕吐及头晕，应停止 OGTT 检测，并立即告知现场工作人员。在采完第 2 小时静脉血后，可立即进食和饮水，注意提前准备好食物，避免低血糖的发生。

贴心小提示：即使诊断为妊娠期糖尿病，孕妈妈也不用太过担心哦，可以通过运动、控制饮食来控制血糖。

（湖南省妇幼保健院　朱　浪）

✳ 治疗篇 ✳

妊娠前就是糖尿病，还能要宝宝吗？

身材纤瘦的小丽今年刚 30 岁，但已经是内分泌科的"老病号"了。由于家族遗传的原因，小丽在 8 年前就诊断为 1 型糖尿病，平时需要佩戴胰岛素泵控制血糖，半年前刚结婚，现在跟丈夫正在考虑要宝宝的事情。

像小丽这样妊娠前就确诊的糖尿病患者，在备孕阶段也是要做好功课的。除了一些基本的妊娠前检查和叶酸补充以外，还有一些工作要完成，快拿小本本记录下来哦！

1. 妊娠前咨询和评估

妊娠前充分了解病情非常重要，这与能否顺利备孕、成功升级息息相关。

我们需要向医生提供详细的病史，包括病程、用药情况、家族史等，尤其是药物的使用情况。有些药物对于妊娠是有影响的，需要在备孕期停药或者更换妊娠安全级别高的药物。像小丽目前用于控制血糖的胰岛素，在备孕阶段是可以安全使用的。

医生还需要通过我们提供的信息，进行妊娠前咨询和病情评估。比如妊娠前血糖控制水平，有没有糖尿病导致的并发症。建议孕前进行眼底检查评估有无糖尿病视网膜病变，以及有无糖尿病肾病、神经病变、心血管疾病，有无甲状腺功能异常等，如果有相关病变，建议到相关专科就诊。

2. 控制原发病

妊娠期及妊娠早期，糖化血红蛋白升高与胎儿畸形有关。因此，糖尿病患者妊娠前最好把糖化血红蛋白控制在 6.5% 以内，可以降低宝宝先天性畸形的发生风险。另外，推荐口服小剂量叶酸可以预防宝宝神经管畸形。

如果糖尿病患者还合并有其他慢性疾病，也要控制平稳。比如，合并有高血压的患者，需要选用妊娠期合适的降压药物进行血压的控制；合并甲状腺功能异常的患者，需要把甲状腺激素指标控制在正常范围。

3. 良好的生活方式

在备孕阶段也需要均衡饮食、戒烟戒酒、适当运动、避免熬夜，把血糖控制在正常范围。同时也需要家庭的支持，保持良好的心态来迎接新成员的诞生。

（复旦大学附属妇产科医院　朱　好）

"糖妈妈"妊娠期管理全攻略

得了"妊糖"怎么办？是不是就永远不能吃甜的东西了？

是不是会一辈子就是糖尿病，要打一辈子胰岛素了？

别焦虑，快来看这份"糖妈妈"妊娠期管理全攻略！

1. 血糖监测

孕妈妈得了"妊糖"就要对自己"狠一点"——管住嘴、迈开腿、下得了手。对喽，要好好测血糖了！把血糖控制在正常范围，有利于孕妈妈和宝宝的健康。

正常的血糖范围是：

（1）空腹或三餐前半小时<5.3 mmol/L。

（2）餐后 1 小时<7.8 mmol/L 或餐后 2 小时<6.7 mmol/L。

（3）夜间不低于 4.4 mmol/L。

血糖的监测方法包括使用微量血糖仪测定末梢血的血糖，这也是目前最常见的方法，其他还有动态血糖监测、远程血糖监测等。对于刚开始监测血糖的孕妈妈来说，需要进行一天 7 次的"大轮廓"血糖监测：三餐前半小时、三餐后 1 小时或 2 小时以及睡前血糖。如果血糖控制良好，可调整到一天 4 次的"小轮廓"血糖监测：空腹及三餐后 1 小时或 2 小时的血糖。对于监测血糖结果中超过 1/3 的血糖值不能达标的孕妈妈，要增加监测频率。

2. 膳食管理

有的孕妈妈发现自己得了"妊糖"就刻意少吃甚至不吃，这样反而会造成孕妈妈低血糖甚至宝宝宫内营养不良导致生长受限。建议所有诊断妊娠前糖尿病和妊娠期糖尿病的孕妈妈在诊断之后都在营养门诊至少接受一次膳食指导，保证科学饮食。

（1）每天总能量摄入及餐次分配：①妊娠早期≥6 697.4 kJ/d（1 600 kcal/d），妊娠中晚期维持在 7 534.5～9 208.9 kJ/d（1 800～2 200 kcal/d）。②每天餐次包括 3 次正餐＋2～3 次加餐。③三餐能量分别占全天总能量的 10%～15%（早餐）、30%（中餐）、30%（晚餐），每次加餐占 5%～10%。

（2）各营养素功能比：①每天碳水化合物≥175 g（占总热量的 50%～60%）。②蛋白质≥70 g。③饱和脂肪酸≤总能量摄入的 7%。④限制反式脂肪酸的摄入。⑤膳食纤维 25～30 g/d。

妊娠期每天吃的食物量和妊娠前大致相同，妊娠早期和妊娠前的能量摄入没有变化，妊娠中晚期需适当增加。不用刻意增加主食、肉类、油脂、坚果。特别是不要吃甜食和油腻的食物，也不要经常外出就餐。妊娠期也需要坚持每天足够量的蔬菜水果，不仅可以保持体重稳步增长，还能改善妊娠期便秘。但需要注意的是，水果尽量选择含糖量较低的，如苹果、梨、橘子、柚子、樱桃等，也不宜过量进食水果。主食方面，可以将白米饭或者白馒头换成杂粮饼或杂粮饭，有利于控制血糖。妊娠中晚期需要增加多样化的优质蛋白，如鱼、禽、蛋、瘦肉和奶制品等。

3. 妊娠期体重管理

其实无论是不是"糖妈妈"，妊娠期都需要进行科学的体重管理。对于妊娠糖尿病的孕妈妈来说，有效管理妊娠期体重对于减少母儿并发症有良好的作用。

根据孕妈妈的妊娠前体重状况，可以参照以下妊娠期体重增长进行自我管理（表 2－1，表 2－2），其中体重指数（BMI）＝体重（kg）/身高^2（m）：

表 2-1　单胎孕妈妈体重增长建议

妊娠前 BMI/（kg/m²）	偏瘦	正常	超重	肥胖
	<18.5	18.5~23.9	24.0~27.9	≥28.0
妊娠期总增重范围/kg	11~16	8~14	7~11	5~9
妊娠早期增重范围/kg	0~2			
妊娠中晚期每周增重均值/kg	0.46（参考范围0.37~0.56）	0.37（参考范围0.26~0.48）	0.3（参考范围0.22~0.37）	0.22（参考范围0.15~0.3）

表 2-2　双胎孕妈妈体重增长建议

妊娠前 BMI/（kg/m²）	偏瘦	正常	超重	肥胖
	<18.5	18.5~23.9	24.0~27.9	≥28.0
妊娠期总增重范围/kg	数据不足	16.8~24.5	14.1~22.7	11.4~19.1

4. 适当运动

　　适当运动除了可以缓解妊娠期的腰酸等身体不适以外，还能改善睡眠、控制血糖以及体重的增长。孕妈妈与普通人不一样，容易疲劳，不适合大量的运动，比较推荐的是散步、慢跑、骑固定自行车、孕妈妈体操和瑜伽、游泳、凯格尔运动等。

　　散步是适合大多数孕妈妈的最佳运动。建议孕妈妈选择舒服的鞋子和裤子，养成每天三餐后散步的习惯很有必要。运动的强度需要达到中等强度，即运动时心率达到心率储备的60%~80%。心率储备＝最大心率－静态心率。静态心率是指在清醒、不活动的安静状态下，每分钟心跳的次数。储备心率反映心脏的储备能力和人体劳动或运动时，心率可能增加的潜在能力。建议每周5天，每次30分钟，不要勉强。出门要记得带水，散步时最好要有人陪同，预防低血糖的发生。

　　对于存在妊娠合并症或者并发症的孕妈妈来说，需要医生评估病情后再进行相关的妊娠期活动。

5. 药物治疗

胰岛素是妊娠期高血糖治疗中的首选药物。胰岛素在妊娠期使用是安全的，也不会存在"依赖性"或者"成瘾性"。也不是所有诊断为妊娠期高血糖的孕妈妈都需要应用胰岛素控制血糖。

一般来说，妊娠期应用胰岛素的人群主要分两类：

（1）妊娠前糖尿病的孕妈妈，妊娠前使用胰岛素或者妊娠早期改用胰岛素方案的孕妈妈。

（2）妊娠期糖尿病的孕妈妈，饮食＋运动管理血糖不达标，需使用胰岛素。

妊娠期常用的胰岛素制剂种类很多，根据药物作用时间分为超短效、短效、中效、长效胰岛素，医生会根据孕妈妈的血糖监测结果，个体化选择胰岛素制剂制订治疗方案，有时候也需要两种胰岛素配合治疗。建议接受胰岛素治疗的孕妈妈，平时备点小饼干在身边，避免低血糖的发生。当然，打上了胰岛素也不意味着可以"躺平"了，该做的饮食＋运动处方还是要照单全收，坚持完成。

对于胰岛素治疗效果不明显的"顽固性"妊糖孕妈妈，可在医生的指导下加用二甲双胍等药物治疗。

（复旦大学附属妇产科医院　朱　好）

"糖妈妈"的饮食宝典

饮食治疗是妊娠期高血糖最主要、最基本的治疗方法。80％～90％的患者可以通过饮食＋运动使血糖得到良好的控制。那么怎么吃才能营养、控糖两不误呢？

1. 每天需要多少热量？

控制每天总热量摄入是"糖妈妈"饮食中重要的一环，既不能多吃，也不能不吃饱。因此，我们首先要知道自己每天需要的总能量是多少。每天摄入总能量通常根据妊娠前 BMI 和妊娠期的体重增长速度而定。

2. 食物的能量分配原则

在控制总热量的基础上，保持营养均衡是非常重要的。我们推荐碳水化合物摄入量占总能量的 $50\%\sim60\%$，蛋白质摄入量占总能量的 $15\%\sim20\%$，脂肪摄入量占总能量的 $25\%\sim30\%$。并且推荐有计划地增加富含膳食纤维、维生素及矿物质的食物。少量多餐、定时定量进餐对血糖控制十分重要。推荐三餐三点进食法，早、中、晚三餐的能量分别控制在每天摄入总能量的 $10\%\sim15\%$、30%、30%，每次加餐的能量可以占 $5\%\sim10\%$，有助于防止餐前过度饥饿，维持血糖平稳。

3. 食物的交换份法则

"糖妈妈"的饮食原则搞清楚以后，那么如何进行搭配呢？掌握"食物的交换份法则"，帮你轻松自制糖尿病饮食食谱！我们通常把可以提供 90 kcal（1 kcal≈4.18 kJ）热量的食物定义为"一个交换单位"，利用食物交换法，孕妈妈们可以方便选择不同食物。举个例子，第一步，计算每天所需食物交换份。如果一个孕妈妈每天需要的能量为 1 800 kcal，那么她所需要的食物交换单位为 20 份。第二步，分配三大营养素的份数。碳水化合物份数＝份数×（50%～55%）；蛋白质份数＝份数×（15%～20%）；脂肪份数＝份数×（25%～35%）。第三步，确定四大类八小类食物交换份数。即谷薯组、蔬果组（水果类、蔬菜类）、肉蛋组（大豆类、乳类、肉蛋类）、油脂组（坚果类、油脂类）。第四步，确定食物份数的三餐分配及加餐分配。第五步，换算具体食物重量，制订个体化饮食计划。根据前面我们讲的饮食原则，我们一天的食物可以如下安排（表2-3）：

表 2-3　一天食物安排

餐次及时间安排		主食	肉类	豆制品	蛋类	蔬菜	奶制品	水果	食用油	坚果
早餐	8:30前	2份			1个	100 g	250 mL			每天一小把
早加餐								100 g		
午餐	11:00～13:00	2.5份	1份	0.5份		200 g			10 g	
午加餐		1份					150 mL	100 g		
晚餐	17:00～19:00	2.5份	1份	0.5份		200 g			10 g	
晚加餐		1份					100 mL			
合计		9份	2份	1份	1份	1份	3份	1份	2份	

表 2-3 中的重量指的是食物的生重。将主食、肉、豆制品等以份数计量，方便大家多样化安排饮食。表 2-4 列出了不同食物交换份重量，可以供大家参考制作食谱。使用食物交换份法进行食物交换时，只能同类食物进行交换，不同类食物之间不能进行互换，以保证食物营养均衡。

表 2-4　不同食物交换份

主食1份的重量			
食品	生重量（每份）	食品	生重量（每份）
各种米/面/杂粮类（干重）	25 g	土豆/山药/芋头/藕	100 g
全麦面包（熟重）	35 g	紫薯	80 g
燕麦片	25 g	米饭（熟）	55～65 g
红豆等杂豆	25 g	甜玉米（带芯）	200 g
蔬菜类1份的重量			
食品	生重量（每份）	食品	生重量（每份）
各类绿叶菜、西葫芦、苦瓜、黄瓜、茄子、丝瓜、苋菜、西红柿、冬瓜、莴笋、绿豆芽	500 g	白萝卜、茭白、冬笋	400 g
		菜花	350 g
		胡萝卜	200 g
		百合、芋头、土豆	100 g
扁豆、洋葱、鲜豇豆	250 g	毛豆、鲜豌豆	70 g

表 2-4（续）

水果类 1 份的重量			
食品	生重量（每份）	食品	生重量（每份）
梨、桃、苹果、橘子、橙子、柚子、猕猴桃、李子、杏、葡萄、菠萝	200 g	草莓	300 g
		西瓜（带皮）	500 g
		柿子、香蕉、鲜荔枝	150 g

豆制品 1 份的重量			
食品	生重量（每份）	食品	生重量（每份）
大豆（干，黄豆或黑豆）	25 g	北豆腐	100 g
豆腐干、丝	50 g	南（嫩）豆腐	150 g
腐竹	20 g	豆浆	400 g

奶类 1 份的重量			
食品	生重量（每份）	食品	生重量（每份）
牛奶/羊奶	160 g	无糖酸奶	130 g

肉、蛋类 1 份的重量			
食品	生重量（每份）	食品	生重量（每份）
瘦猪肉/牛/羊	50 g	蛋类（带壳）	60 g
鸡肉/鸭肉/鹅肉	50 g	鸡蛋清	150 g
各类鱼、虾	80 g	蟹肉/水浸鱿鱼	100 g
水浸海参	350 g	带肉排骨	50 g

油脂类 1 份的重量			
食品	生重量（每份）	食品	生重量（每份）
各种植物油	10 g（一汤匙）	核桃仁、花生米	15 g

4. 食物的"红黑榜"

除了食物的量以外，食物的种类也非常重要。这里还要给大家介绍一个概念就是血糖指数（GI）。GI 值越高，糖分消化吸收的速度就越快，血糖升高越快。而低 GI 食物的消化吸收速度会相对较慢，使血糖值维持在比较稳定的状态。表 2-5 列了一些食物的 GI 值。对于"糖妈妈"来说，要避免选择高 GI 的"黑榜"食物，多选择低 GI 的"红榜"食物。此外，食物加工方法也影响食物的 GI 值，越精细加工的食物 GI 值越高。

表 2-5　食物 GI 分类

食物类型	低 GI 食物	中 GI 食物	高 GI 食物
谷物、杂豆类	整粒小麦、整粒大麦及黑麦、稻麸、硬质小麦面条、通心面、强化蛋白质面条、黑米、荞麦、玉米面粥、绿豆、蚕豆、豌豆、扁豆、红豆等	粗麦粉、大麦粉、玉米面、粗粉、小米粥、荞麦面条、荞麦馒头、燕麦麸、二面窝头（玉米面加面粉）、黑五类粉等	精制食物，如小麦面条、富强粉馒头、烙饼、油条、大米饭等，含直链淀粉低的粘米饭、糙米、糯米粥、米饼等
薯类	特别是生的薯类或经过冷处理的薯类制品。如马铃薯粉条、藕粉、苕粉、魔芋和芋头	水分少的薯类，如微烤马铃薯、甘薯、山药等	水分多，糊化好的薯类，如微烤马铃薯泥、煮甘薯等
蔬菜	绝大部分的蔬菜都是低 GI 的，尤其是叶茎类蔬菜	根、果类蔬菜，如甜菜根、麝香瓜等	根、果类蔬菜，如南瓜、胡萝卜
水果类	苹果、樱桃、猕猴桃、柑橘、柚子、葡萄、梨、草莓	菠萝、芒果、香瓜、橘子、葡萄干等	西瓜
加工食品	全麦型或者高纤维产品，如含 50%～80% 大麦粒面包、黑麦粒面包、45%～50% 燕麦麸面包、混合谷物面包、荞麦面	全麦粉面包、黑麦面包、高纤维面包、燕麦粗粉饼干、汉堡包、披萨饼（含乳酪）等	精白面包、棍子面包、小麦饼干、苏打饼干、华夫饼干、膨化薄脆饼干等
其他	几乎所有乳类都是低 GI 产品，如牛奶、酸奶（原味）、酸乳酪	蔬菜少的膳食，如馒头加少量黄油、米饭加蒜苗鸡蛋等	蜂蜜、麦芽糖等

（复旦大学附属妇产科医院　尹惠芬）

"糖妈妈"该如何做运动呢？

"糖妈妈"要控制好血糖，除了饮食，还有非常重要的一点就是要搭配运动。那应该怎么安排运动呢？

1. 评估 GDM 孕妈妈是否有运动禁忌证

并不是所有的孕妈妈都适合运动，"糖妈妈"运动前，需注意以下禁忌情况：严重的心脏或呼吸系统疾病、宫颈功能不全、先兆早产、持续性阴道出血、前置胎盘、胎膜早破、重度子痫前期/子痫、未控制的高血压、重度贫血、多胎妊娠（三胎及以上）。

2. 适合妊娠期的运动方式有哪些？

若无运动禁忌证，孕妈妈应进行适当的、有规律的、个体能够适应的有氧运动及抗阻力运动，包括步行、游泳、瑜伽、慢跑、做操等。

3. 运动时间怎么安排？

时间安排在餐后进行，每次时间可由 10 分钟开始，根据身体耐受情况逐步增加到累计 30 分钟，妊娠前有规律运动的孕妈妈，妊娠后可继续维持适宜的运动。但妊娠期不适宜各种带有跳跃、快速移动、有身体接触或碰撞、震动性质的运动，包括：各种球类、登高、长途旅行、长时间站立、潜水、滑雪、骑马等。

4. 运动时的注意事项

（1）运动过程中，最好结伴而行，或由家人陪同。

（2）随身携带小饼干、糖果等，如出现心慌、出汗、头晕等低血糖症状，及时进食。

（3）运动前做好准备活动，由低强度开始逐步增加到中等强度，避免受伤。

（4）避免空腹进行运动，应选择在餐后 15~30 分钟进行。

（5）避免长时间保持同一姿势（站立、盘腿坐、某些瑜伽姿势等），在进行体位变化时，例如从卧位变成站立位，或蹲位起身等，一定要尽可能缓慢，避免低血压的发生。

（6）若胎动在 24 小时内小于 10 次或有胎心监测异常，应暂停运动。

（7）使用胰岛素治疗的患者，需警惕运动引起的低血糖。

（8）当出现以下情况时应停止运动：阴道流血、腹胀腹痛、阴道流液、心悸、呼吸困难、头晕、头痛、恶心、肌肉无力影响平衡等。

（复旦大学附属妇产科医院　盛洁静）

孕妈妈降糖操，跟我做起来！

孕妈妈得了糖尿病，控制血糖的重要性不言而喻。鼓励无禁忌证的妊娠期糖尿病孕妈妈进行适当运动，但要注意运动的强度，不能剧烈运动。科学运动不仅会燃烧更多热量，还可以提高胰岛素的敏感度，能增强血糖、血脂代谢，提高机体对葡萄糖的利用率，有利于血糖控制。对高血糖孕妈妈而言，降糖操——走路六步法，是妊娠期有益身心的最佳运动之一。走路作为一种有氧运动，也是妊娠期最安全且方便的运动方式，绝大多数孕妈妈都乐于接受。

妊娠期高血糖的孕妈妈整个妊娠期如无禁忌证，只要孕妈妈想要运动，那么她们可以随时开始做降糖操。

孕妈妈降糖操——走路六步法：

第一步，轻松走。对于缺少运动经验的孕妈妈，初期可进行轻松走，保持良好心情，速度随意，可快可慢。

第二步，在轻松走的基础之上增大步幅。

第三步，增大摆臂。经过一段时间适应后，保持一定速度的情况下，增大步幅至最大幅度。加大大腿和小腿的蹬伸力量，同时增大双手摆臂幅度。

第四步，呼吸配合。配合方式：两步一呼、两步一吸或三步一呼、三步一吸。呼吸要尽量深长而缓慢，效果会更佳。

第五步，上肢运动。可在步行过程中配合上肢运动，如招财猫、W手臂、L手臂、肩绕环等任何适宜的上肢运动，注意每一项上肢运动在进行时都应该放慢速度，速度越慢，效果越好。

第六步，上肢负重运动。可购买两只1.5磅（约680 g）的哑铃，或是手握两瓶矿泉水。

运动期间如果出现腹痛、阴道流水流血或者胎动异常的情况，应该立即停止运动。孕妈妈在进行降糖操——走路六步法的过程中要学会自我监测，以运动过程中说话自如、呼吸平稳、轻微出汗为宜。运动前后以及运动过程中要注意补充水分，运动时间宜在餐后 30 分钟，每次运动时间控制在 15～30 分钟，穿宽松衣服，鞋子应选择舒适且防滑的（不要穿拖鞋）。

孕妈妈学会了吗？降糖操——走路六步法跟我做起来！

（湖南省妇幼保健院　王丽娟）

胎儿心超——妊糖孕妈妈的升级版产检

妊娠前糖尿病及妊娠期糖尿病的孕妈妈要按时产检，完成妊娠期保健的"规定动作"。

对于孕妈妈的妊娠期监测，要注意血压和体重增长情况，还需要重视进行血脂、甲状腺功能等代谢指标的监测，孕妈妈也要预防酮症酸中毒、低血糖、感染性疾病的发生。

对于宝宝的妊娠期监测，要重视结构畸形的筛查，定期随访胎儿宫内生长发育情况和羊水量，宝宝长得过大或者过小都需要引起重视。孕妈妈在妊娠 28 周以后开始数胎动，在 34 周左右开始做胎心监护。

对于妊糖孕妈妈还有一个"隐藏版"产检项目——胎儿心脏超声检查。

1. 为什么要做胎儿心超？

胎儿系统 B 超（俗称三维、四维或大排畸 B 超），是对胎儿整体的解剖结构进行系统筛查。胎儿系统 B 超可以发现胎儿心脏大的结构上的问题，而心脏彩超是针对性检查，可以对胎儿心脏进行更全面、更仔细的检查。大多数普通产检的孕妈妈并不需要进行胎儿心超检查，由于妊娠前糖尿病或妊娠早期高血糖易引起胎儿心脏畸形，如室间隔缺损，大动脉转位，法洛四联症等，妊娠中、晚期高血糖可以引起心肌肥厚、心脏收缩功能障碍，进而引起胎儿窘迫或胎儿死亡。因此，妊糖孕妈妈在妊娠晚期需要进行胎儿心脏的超声检查，评估高血糖对胎儿心脏发育和功能的影响，为出生时提前干预做好准备。

2. 胎儿心超看哪些指标?

胎儿心脏彩超可以检查宫内胎儿的心脏结构，了解胎儿心脏发育和功能。其中胎儿心脏室间隔厚度是用于评估胎儿心脏是否受到高血糖影响的指标，不同的孕周对应的胎儿心脏室间隔厚度正常范围各有不同，需要专业的产科医生来解读报告。对于发现胎儿心肌肥厚和心功能异常的孕妈妈，妊娠期要严密监测，产时需要加强监护。

3. 胎儿室间隔增厚还会好转吗?

大多数妊糖宝宝出生后，脱离了高血糖状态，曾经的胎儿时期心超发现的室间隔增厚会得以好转，但糖尿病对于新生儿的心肌可能已经造成了一定的影响，未来心脏功能是否存在潜在的不良预后还在研究中。因此，在妊娠前及妊娠期控制好血糖，对孕妈妈和宝宝都是非常重要的事情。

（复旦大学附属妇产科医院　朱　好）

妊娠期高血糖就不能顺产了吗?

有些孕妈妈在妊娠期控糖的时候就开始焦虑了，得了妊糖是不是就要早产了？是不是只能剖宫产了？事实并非如此。有很多妊娠期高血糖的孕妈妈经过妊娠期科学管理也是能够平安顺利阴道分娩的。

1. 因人而异的分娩计划

每位孕妈妈的身高体重不同，妊娠期控糖情况不同，腹中宝宝大小也不同，因此妊娠前和妊娠期糖尿病孕妈妈的分娩计划也是"个性化"的。

（1）不用胰岛素治疗的妊娠期糖尿病，且血糖控制良好，推荐妊娠 40～41 周终止妊娠。

（2）需要胰岛素治疗的妊娠期糖尿病，且血糖控制良好，推荐妊娠 39～39^{+6} 周终止妊娠。

（3）妊娠前糖尿病，且血糖控制良好，推荐妊娠 $39\sim39^{+6}$ 周终止妊娠。

（4）妊娠前糖尿病，伴血管病变、血糖控制不佳或有不良分娩史，需要根据产科医生的建议个体化处理。

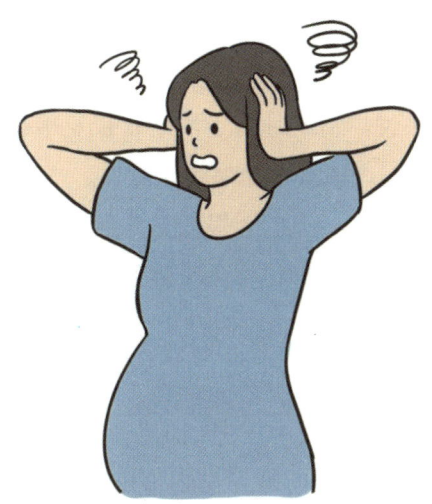

需要注意的是，妊娠期高血糖孕妈妈如果合并其他妊娠合并症、并发症，需要综合考虑，制订个体化的方案。

临近计划的分娩孕周，如果孕妈妈没有自然发动，产科医生会通过超声、内检等方法对宝宝大小、孕妈妈的宫颈条件和骨盆条件进行评估，选择合适的催引产方式进行阴道试产。当然，各位妊糖孕妈妈也是可以享受分娩镇痛的。

2. 什么情况下，医生不推荐顺产？

糖尿病本身不是剖宫产的手术指征，大多数血糖控制良好的孕妈妈都能顺产分娩，但有几种情况可以考虑剖宫产手术来分娩。

（1）糖尿病伴严重微血管病变，或其他产科指征，如合并前置胎盘、胎位不正、骨盆狭窄等。

（2）血糖控制不良、估计胎儿巨大（尤其是胎儿体重≥4 250 g）或既往有死胎、死产病史。

无论是哪种分娩方式，临近"卸货"前也不能放松对血糖的控制，还是要做好自我管理和监测。

3. 顺产过程中血糖还要测吗?

妊糖孕妈妈在分娩期同样需要做好血糖的监测和管理,切忌"放开肚皮""放飞自我"。住院待产以后,医院会进行糖尿病饮食的配餐,孕妈妈不要过量增加其他摄入,避免分娩期血糖的波动。

对顺产的孕妈妈来说,临产时由于情绪紧张及疼痛等影响,可导致血糖波动,分娩期要注意休息、镇静、加强胎儿监护。产程中每 1~2 小时测定一次血糖水平,如果血糖过高,医生会根据具体数值使用小剂量胰岛素静脉滴注来控制血糖。为了保证分娩期的体力,建议顺产的孕妈妈带一些面包、饼干等方便进食的食物和功能性饮料进入产房。

4. 胰岛素还要打吗?

在妊娠期应用皮下注射胰岛素控制血糖的孕妈妈,医生会在手术前后、产程中、产后非正常饮食期间交代停用皮下注射胰岛素,之后根据具体情况改用静脉注射胰岛素,避免出现高血糖或低血糖。

(复旦大学附属妇产科医院 朱 好)

✳ 预 测 篇 ✳

妊娠期糖尿病能被预测吗?

妊娠期糖尿病是可以被预测的! 当妊娠前或妊娠早期有糖尿病高危因素时, 妊娠中期发生高血糖的风险显著增加, 比如孕妈妈年龄≥35 岁、肥胖、糖尿病、家族史等。当女性同时有多个高危因素时, 妊娠期糖尿病的发病风险会叠加, 所以建议有糖尿病高危因素的女性妊娠前和妊娠期应加强健康学习和生活方式的管理。常见的一些高危因素包括以下这些情况:

1. 孕妈妈父母有糖尿病, 孕妈妈会得妊娠期糖尿病吗?

糖尿病家族史是糖尿病非常重要的遗传因素, 尤其是孕妈妈的一级亲属(孕妈妈的父母或者亲兄弟姐妹)患有糖尿病时, 孕妈妈发生妊娠期糖尿病的概率大大增加。一些体重在正常范围的孕妈妈, 甚至看上去很苗条的孕妈妈, 由于家族遗传因素, 也会患妊娠期糖尿病, 所以有糖尿病家族史的孕妈妈一定要注意妊娠期血糖的筛查, 及时发现异常血糖并进行管理。

2. 妊娠前体重大、多囊卵巢综合征, 得妊娠期糖尿病的风险高吗?

妊娠期糖尿病与超重、肥胖及引起体重异常的代谢疾病密切相关。医生常用来评价孕妈妈妊娠前肥胖程度的指标是计算妊娠前 BMI 值, 即体重/身高^2 (kg/m^2)。妊娠前 BMI≥24.0 kg/m^2 属于超重, 妊娠前 BMI≥28.0 kg/m^2 则属于肥胖。这些女性妊娠后发生高血糖的风险大大增加。除了妊娠前超重和肥胖, 青春期肥胖、妊娠早期体重增加过度、两次妊娠期间隔体重增加过多的孕妈妈发生妊娠期糖尿病风险也会明显提高。这些女性一方面受体重过大的影响, 同时还常常伴随着月经失调、多囊卵巢综合征、冠心病、慢性高血压、血脂代谢异常的困扰。因此医生建议和鼓励体重过大的女性, 在备孕期积极减重, 妊娠前进行血糖的筛查, 最大限度地降低妊娠后高血糖的发生风险。

3. 前次妊娠患妊娠期糖尿病，这次妊娠会复发吗？

很有可能会复发！以前妊娠时曾患妊娠期糖尿病的二胎或三胎妈妈们，再次妊娠后有 40%～50% 的复发风险。对于以前曾分娩过出生体重≥4 000 g 宝宝的孕妈妈们，即使以前妊娠时没有被诊断妊娠期糖尿病，在本次妊娠时出现高血糖的风险也会明显增加，因此这些妈妈们一定不能掉以轻心，再次妊娠仍然要认真地进行妊娠期糖尿病的筛查。

4. 没有上述高危因素，是不是就不会得妊娠期糖尿病？

很遗憾，即使没有上述糖尿病家属史、体重异常、多囊卵巢综合征、高龄（≥35 岁）、血脂异常等危险因素的健康女性，在妊娠期仍有一定风险患妊娠期糖尿病。在妊娠期糖尿病孕妈妈中，有 20% 的孕妈妈并没有上述任何一个高危因素，说明妊娠本身就是一个引起母亲糖脂代谢变化的高危因素，因此即使健康女性在妊娠期也要常规进行糖尿病的筛查，不能抱有侥幸心理。

5. 有高危因素的孕妈妈，什么时候进行妊娠期糖尿病的预测？

对于所有的孕妈妈，医生一般会在妊娠早期进行显性糖尿病的筛查，希望及时找出那些未被发现的妊娠前糖尿病患者。常用的指标包括空腹血糖、糖化血红蛋白等血液检测，必要时还需要进行口服 75 g 葡萄糖耐量试验（OGTT），以确诊是否患有妊娠期高血糖。对于有高危因素的孕妈妈，可能会在妊娠早期或者早中期行 OGTT 的检查，若未发现异常，必要时需要妊娠 24～28 周再复查一次 OGTT，以防漏诊；对于没有高危因素的孕妈妈，在妊娠 24～28 周进行 OGTT 筛查即可。

（复旦大学附属妇产科医院　程　琰）

✳　预　防　篇　✳

如何预防妊娠期糖尿病？

建议有妊娠期糖尿病高危因素的女性科学备孕，做好妊娠前检查，妊娠后定期产检，尽早发现血糖、血脂异常状态，超重和肥胖女性进行妊娠前减重管理，在妊娠前和妊娠期采用正确健康的生活方式，减轻体内的胰岛素抵抗和胰岛素分泌障碍状态，最大限度地预防妊娠期糖尿病的发生，具体可从以下几个方面入手。

1. 怎么吃才有营养？戒掉水果或甜食、不吃主食可以预防妊娠期糖尿病吗？

医生所说的高血糖一般是指血液中的葡萄糖水平异常增高，但血糖高不仅仅是因为水果、甜食或主食吃多了，而且是因为各种食物被人体吸收转化成葡萄糖后，而身体代谢葡萄糖的能力下降了。

妊娠前和妊娠期需要调整膳食结构，摒弃大量食用含糖饮料、油炸食品、动物脂肪、精制谷物、糖果、薯条等易诱发妊娠期糖尿病的不健康饮食模式；保持多食用绿叶蔬菜、家禽、鱼类、地中海饮食，以及坚果和膳食纤维的健康饮食模式。

妊娠期饮食摄入过多可能导致体重增加，摄入过少可能会引发酮症，妊娠期一般要避免进行戒断主食等低碳水化合物的生酮饮食方法。饮食干预可降低妊娠期过度增重、巨大儿的风险。

2. 妊娠前和妊娠早期运动能预防妊娠期糖尿病吗？饮食联合运动效果会更显著吗？

可以！膳食联合运动是最有效的减重方式。运动干预可减少39%的妊娠期糖尿病发生，建议超重或肥胖女性最好在妊娠前开始运动减重。从妊娠最初3个月开始，在监督下进行轻至中等强度运动可更有效地降低妊娠期糖尿病的发生率，中等强度的运动并不增加流产、早产的风险。运动最好在妊娠前开始，并贯穿整个妊娠期。例如，对于超重/肥胖孕妈妈在妊娠早期每周2

~3 次、每次至少进行 30 分钟骑自行车、快步走路、慢跑等中等强度运动，妊娠期糖尿病的发生率显著降低。但干预效果受个人的依从性、干预强度和是否有医学监督等因素的影响。

3. 除了饮食和运动管理，有哪些营养补充剂可以预防妊娠期糖尿病？

戒烟戒酒对孕妈妈和胎儿有多重益处，不仅可以预防妊娠期糖尿病，还可以减少胎儿畸形、流产、早产的发生，因此所有备孕女性和孕妈妈为了宝宝健康成长一定要戒烟戒酒。另外，补充营养元素可能也有利于妊娠期糖尿病的预防，其中维生素 D、膳食多酚、可溶性纤维补充剂、肌醇的补充对妊娠期糖尿病的预防可能有一定的益处，而 ω-3 多不饱和脂肪酸和益生菌对预防妊娠期糖尿病可能并没有用处。

4. 服用药物或减重手术可以预防妊娠期糖尿病吗？

对于一些超重或肥胖的女性，尤其是重度肥胖的女性，希望在妊娠前通过服用降糖药物、减肥药物或手术的方法达到减重的目的，这些减重方式可以提高妊娠成功率，但可能并不能明显地降低妊娠期糖尿病的发生风险，而且药物干预或减重手术也存在相应的风险。比如降糖药物二甲双胍在妊娠期可透过胎盘进入胎儿体内，其安全性尚不明确，不推荐作为妊娠期血糖控制的一线药物。外科减重术后的女性，妊娠期血糖水平易产生较大的波动，胎儿偏小的发生风险也明显升高。另外司美格鲁肽、利拉鲁肽、奥利司他等减肥药在妊娠期是禁用的。

5. 备孕期发现血糖血脂异常，还有办法预防妊娠期高血糖吗？

一些女性在妊娠前检查或体检时发现空腹血糖受损或糖耐量受损，但还没有达到诊断糖尿病的程度；还有一些女性虽然血糖正常，但血脂偏高，这些备孕期的女性一定要在妊娠前积极减重，在医生的指导下通过调整饮食和运动、药物治疗等方式将身体各项指标调整到合适的状态后再妊娠，不仅可以降低妊娠期发生血糖异常的风险，还可以减少流产、早产、妊娠期高血压疾病等妊娠期并发症和不良妊娠结局的发生。

（复旦大学附属妇产科医院　程　琰）

✳ 并发症篇 ✳

妈妈血糖"高高"，宝宝体重"棒棒"？

妊娠期高血糖的妈妈如果血糖控制不好，容易导致宝宝体重增加，甚至生出"巨大儿"。很多准爸准妈们，尤其是家里的长辈们会觉得生个白白胖胖的宝宝更招人喜欢。为什么糖尿病和宝宝体重有关系，生个"大胖小子/闺女"到底好不好呢？

1. 什么是巨大儿？

首先，我们看一下巨大儿的定义。巨大儿是指新生儿的出生体重达到或超过 4 kg。巨大儿在产科是一种比较常见的并发症，是难产的高危因素。近年来随着生活条件的改善，巨大儿的发病率有逐步增加的趋势。

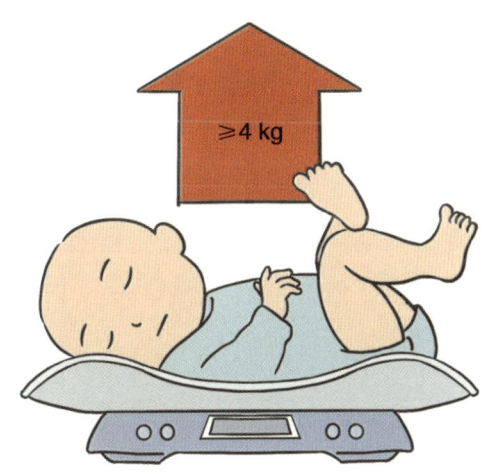

2. 妈妈血糖高，为什么会生出巨大儿？

糖尿病的妈妈，如果血糖控制不好，妈妈体内持续的高血糖使宝宝在宫内也呈高血糖状态。在高血糖的刺激下，宝宝体内不断分泌胰岛素，将妈妈提供的糖分转化为脂肪，持续生长，最终导致巨大儿。

3. 巨大儿对妈妈有什么危害？

巨大儿在妈妈生产时，由于胎儿过大，可能会导致妈妈产程延长、头盆不称，甚至子宫破裂，"顺转剖"的概率增加。生产时容易造成严重的会阴撕裂、阴道撕裂等。由于胎头压迫时间过长，导致膀胱、直肠缺血，远期形成膀胱阴道瘘、直肠阴道瘘等，严重影响妈妈的生活质量。另外，宝宝娩出后，由于子宫肌纤维过度拉长，可能会出现子宫收缩不良，导致严重的产后出血。

4. 巨大儿对宝宝有什么危害？

巨大儿在生产时，可能会出现肩难产的现象，也就是宝宝头娩出后，身体无法娩出，很容易造成产伤，比如锁骨骨折、臂丛神经损伤等。如果卡住的时间过长，会造成新生儿窒息甚至死亡。

综上，宝宝体重并不是越大越好，所以糖尿病妈妈们一定要控制好血糖，生个"体重适宜"的宝宝才最棒。

（复旦大学附属妇产科医院　尹惠芬）

饿一饿，血糖就控制好了吗？

很多妈妈们诊断了妊娠期高血糖后非常紧张自己的血糖情况，自律性好的妈妈会非常严格控制饮食。但事实上，靠饿真的可以把血糖控制好吗？答案当然是否定的。盲目地靠饿来控制血糖，很容易引起低血糖，甚至并发很多更严重的问题。

1. 什么是低血糖，发生低血糖的原因有哪些？

妊娠期高血糖孕妈妈发生低血糖的标准为血糖≤3.3 mmol/L。引起低血糖的原因包括妈妈控制饮食过于严格，导致摄入过少；运动量过大从而消耗过多。另外，有些妈妈妊娠期反应较重，频繁的恶心呕吐再加上没有及时进食补充的话也容易引起低血糖。而打胰岛素的孕妈妈需要严格根据医嘱进行胰岛素的注射，注射胰岛素时不能擅自更改胰岛素的剂量或过度减少能量摄入，否则可能会导致低血糖的发生。

2. 低血糖有什么表现？

当你出现饥饿、头晕、颤抖、黑矇、虚弱无力以及大量出冷汗时，可能是身体在向你报警，出现低血糖了。当出现上述不适时，一定要引起警惕，如不及时处理，甚至会引起抽搐、意识障碍、昏迷、死亡等。这时候需要及时进食可以迅速升血糖的食物如巧克力、糖、饼干、果汁食物或饮品等，从而缓解低血糖症状。

3. 低血糖对妈妈有什么危害？

偶尔发生的低血糖危害不大，但反复发生低血糖或发生严重低血糖可以引起妈妈行为改变、意识障碍、昏迷，甚至死亡。长期低血糖导致妈妈体内获得的能量不足，机体靠分解脂肪来获取能量，产生酮体。所以虽然血糖数值正常，但体内酮体升高，出现血酮或尿酮阳性，我们称之为"酮症"，严重时可导致体内酸碱失衡，对身体造成不良影响，需要增加摄入来保证母体基本的供能情况。

4. 低血糖对胎儿有什么危害？

糖尿病的妈妈除了容易生出巨大儿以外，胎儿生长受限的发生率也并不低。长期低血糖导致胎儿宫内获得的能量不足，胎儿生长发育受到影响，也更容易出现胎儿宫内缺氧等。

所以，孕妈妈们一定要记住低血糖甚至比高血糖更具有危害性。控制血糖一定不可以单纯靠饥饿疗法，要学会科学的饮食和运动，必要时及时寻求医生的帮助与指导。

（复旦大学附属妇产科医院　尹惠芬）

肚子越来越大，是因为我吃多了吗？

近期门诊有位妊娠期高血糖的妈妈，到了妊娠晚期，发现自己的肚子越来越大，除了宝宝越长越大以外，每次 B 超都提示羊水越来越多，医生说是她的血糖控制不好导致的。为什么血糖控制不好会引起羊水过多呢？

1. 什么是羊水过多？

羊水过多是指妊娠期羊水量超过 2 000 mL，妊娠期我们一般通过 B 超来测量羊水的多少。羊水指数（AFI）是以孕妈妈肚脐为中心，将孕妈妈腹部分为 4 个象限，把 4 个象限的羊水值相加为羊水指数。羊水深度（AFV）是通过 B 超找到一个最大的羊水暗区来测量。羊水指数≥250 mm 或者羊水深度≥80 mm 则诊断羊水过多。

2. 为什么会出现羊水过多？

孕中、晚期时，羊水的产生主要来源于宝宝的尿液。当孕妈妈的血糖控制不满意时，葡萄糖通过胎盘转运到羊膜腔，羊水中糖含量过高，可刺激羊膜分泌导致羊水过多；另外，母体的高血糖，也可导致胎儿高血糖，引起渗透性利尿，宝宝尿量增多而出现羊水过多。

3. 羊水过多有什么危害？

羊水过多会出现压迫症状，导致孕妈妈胸闷、呼吸困难、不能平卧，严重时出现心力衰竭。同时由于子宫张力过高，更容易引起宫缩，导致早产，或者出现胎膜早破、胎盘早剥等。分娩后由于子宫肌纤维过度拉长，可能会出现子宫收缩不良，导致严重的产后出血。此外，羊水过多还会导致胎位异常，若发生胎膜早破，可能出现脐带脱垂等而危及宝宝生命。

因此，当孕妈妈出现羊水过多时，一定要先监测一下自己的血糖控制得好不好。另外，羊水过多的孕妈妈要注意，一旦破水，立即躺平，通知 120 护送来院，路上监测胎心，防止脐带脱垂。

（复旦大学附属妇产科医院　尹惠芬）

孩子生完了，我的妊娠期糖尿病就痊愈了吗？

很多妈妈们会问，妊娠期糖尿病是指妊娠期发生的糖尿病，那么孩子生下来以后，我是不是就恢复正常了呢？妊娠期糖尿病会对我以后的生活产生什么影响吗？

1. 为什么会得妊娠期糖尿病？

妊娠时，妈妈体内的胎盘会产生大量激素，其中有些激素会对妈妈体内的胰岛素产生抵抗，也就是降低胰岛素调节血糖的能力，这种情况被称为胰岛素抵抗。由于胰岛素抵抗，妊娠期妈妈体内需要产生更多的胰岛素来维持血糖的正常水平。因此，当有些妈妈们体内胰岛素产生不足，或胰岛素抵抗很强时，则会患上妊娠期糖尿病。

2. 生产后，我的妊娠期糖尿病就好了吗？

妈妈生产后，随着胎盘的娩出，胰岛素抵抗会逐渐消失，大部分妈妈在产后 6 周血糖水平恢复正常。但研究显示，妊娠期糖尿病患者在产后随访过程中，多达三分之一的妇女会出现糖尿病或糖耐量受损。据统计，有 15％～50％的"糖妈妈"远期最终会发展成为 2 型糖尿病。所以生产以后，妈妈们也并不能掉以轻心，妊娠期糖尿病可能是对你身体状况的一个小小提醒，不能产后就开始放纵自己，大吃大喝哦！

3. 应该如何预防未来肥胖和糖尿病的发生呢？

建议妊娠期糖尿病的妈妈，在产后 6 周至 6 个月，再次行糖耐量检查，及早发现有无糖代谢异常等情况，从而进行早干预，包括均衡营养、少吃高糖高脂食物、保持规律运动、定期体检、及时处理异常指标等。美国糖尿病预防项目的一项研究显示，通过改变生活方式和运动治疗可以使有妊娠期糖尿病史的妇女发生糖尿病的比例减少 50％以上。

（复旦大学附属妇产科医院　尹惠芬）

"酮体"是什么？

酮症酸中毒是糖尿病最严重的并发症之一，很多妈妈会问，酮症酸中毒是啥？为什么这么危险？

1. 为什么会发生酮症酸中毒？

正常情况下，我们身体里最主要的能量来源是葡萄糖。但当身体内葡萄糖水平不够时，便会开始分解脂肪来补充能量。酮症酸中毒最根本的原因是胰岛素缺乏或抵抗导致葡萄糖利用障碍。通俗地说，当糖尿病的妈妈血糖控制不好，血糖过高，胰岛素分泌不足而无法正常利用葡萄糖时，身体只能靠分解脂肪来获取能量，脂肪分解增加，经过肝脏氧化，形成一种叫"酮体"的酸性物质，当酮体在血中聚集超过机体的利用能力时，即发生酮症。

2. 酮症酸中毒有哪些表现？

酮体这种物质会使人恶心、呕吐、嗜睡、昏迷。所以当出现食欲差、恶心呕吐、精神状态不好、视物模糊、嗜睡、呼吸深而大甚至嘴里散发出一种烂苹果味道的时候，就要警惕酮症酸中毒的发生。病情加重时，可出现严重脱水症状，包括尿量减少、脉快而弱、血压下降，甚至意识模糊、昏迷。

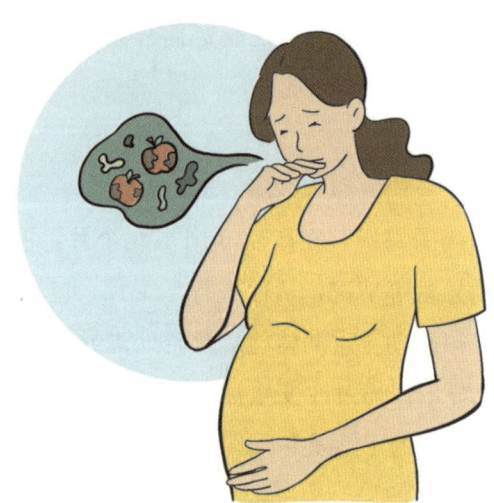

3. 哪些情况更容易出现酮症酸中毒？

暴饮暴食、急性感染、腹泻、胰岛素不适当减量或者突然中断治疗，手术、创伤等应激情况都可能导致胰岛素分泌明显不足，而升糖激素显著升高，这时候容易并发酮症酸中毒。

4. 酮症酸中毒有什么危害？

发生酮症酸中毒时，孕妈妈血液中酮体以及血糖水平特别高，会影响宝宝的神经系统发育。酮症酸中毒如果不及时处理，进一步发展下去妈妈可能会出现严重失水、尿量减少、休克甚至昏迷的情况。而相应的胎宝宝也处在巨大的危险中，可能出现胎儿宫内缺氧，甚至胎死宫内等。

酮症酸中毒极大地威胁妈妈和宝宝的健康。所以妈妈们要认真监测、控制血糖，出现不适时及时就医。

（复旦大学附属妇产科医院　尹惠芬）

阴道反复瘙痒，为什么医生让我控制血糖？

王女士怀孕后诊断患了妊娠期糖尿病，妊娠期她总是觉得阴道瘙痒，白带增多、稠厚，变成"豆腐渣样"，去医院检查被诊断为"霉菌性阴道炎"，用药以后有所好转，可是停药后出现复发。医生建议她控制血糖，有利于治疗阴道炎。王女士对此很困惑，这两者之间有什么关系呢？

1. 妊娠期糖尿病，为什么会并发感染？

感染是妊娠期糖尿病常见的并发症之一，因为糖是细菌的最爱。血液中高浓度的糖分，是促进细菌和真菌繁殖的营养物质。而高血糖会导致妈妈尿液中尿糖的水平上升，容易引起尿道口、阴道口细菌繁殖增加，从而增加妈妈们尿路感染、阴道感染的机会。此外，体内糖分增多，使阴道内 pH 值下降，降低阴道自身的抵抗力，酸性环境更有利于霉菌的生长，所以霉菌性阴道炎的发病率也大大增加。

2. 妊娠期糖尿病容易并发哪些感染，出现什么症状呢？

（1）阴道炎：妈妈会出现分泌物增多伴异味或者豆渣样分泌物，自觉外阴阴道反复瘙痒或烧灼感，让人坐卧不宁，寝食难安。

（2）尿路感染：妈妈可能会出现尿频、尿急、尿痛，如感染上行蔓延至肾脏，可能会出现腰酸、腰痛，严重时并发全身感染，出现发热、寒战等症状。

（3）伤口愈合不良：糖尿病的妈妈如果产后血糖控制不佳的话，伤口容易发红、肿胀、脂肪液化，甚至流脓、有异味等，严重时需要清创、再次缝合。

3. 对宝宝有什么危害吗？

如果感染加重，上行性感染可能会引起宫腔感染，导致流产、早产、绒毛膜羊膜炎。而当感染扩散并发高热时，可能会对宝宝神经系统造成损伤，影响宝宝生长发育，甚至出现死胎、死产。妊娠晚期，霉菌性阴道炎还可能导致阴道分娩的新生儿患上"鹅口疮"呢！

所以孕妈妈们一定要控制好血糖哦！

（复旦大学附属妇产科医院　尹惠芬）

❋ 产后篇 ❋

生完了，我还是糖尿病吗？

1. 生完了，该怎么吃？

妊娠前和妊娠期糖尿病的产妇在产后也需要均衡饮食、适当运动、监测血糖。对于不需要胰岛素治疗的妊娠期糖尿病产妇，在产后可以恢复普通饮食，但也不能"大补"，避免因为产后暴饮暴食引起的不良后果。对于其他类型的糖尿病产妇，产后还是鼓励继续糖尿病饮食，注意营养配比和能量摄入。

2. 生完了，血糖可以不测了吗？

分娩后还是需要监测血糖，避免产后发生爆发性糖尿病、酮症酸中毒等并发症。产后血糖的正常范围可以参考成人内分泌科血糖的正常范围：空腹或餐前血糖<6.1 mmol/L，餐后 2 小时血糖<7.8 mmol/L。

3. 生完了，胰岛素还要继续打吗？

对于妊娠前和妊娠期使用胰岛素的产妇，产后的胰岛素用量会比产前减少 1/3~1/2。在剖宫产手术以后禁食或未恢复正常饮食的时候，监测血糖和尿酮，必要时静脉注射胰岛素控制血糖，等恢复正常饮食以后，渐渐调整到皮下注射胰岛素，并且根据情况调整剂量。

4. 生完多久血糖能够恢复正常？

大多数产妇在分娩后一段时间内血糖可以恢复正常，但有超过一半的产妇在未来 20 年内最终成为 2 型糖尿病患者。

妊娠期糖尿病的产妇需要在产后 6~12 周复查 75 g OGTT，结果正常者每 1~3 年检测血糖。在产后随访中如果发现有糖尿病前期的妇女，需要进行生活方式的干预，包括饮食＋运动的指导，必要时使用二甲双胍治疗，预防糖尿病的发生。

（复旦大学附属妇产科医院　朱　好）

✳ 护理篇 ✳

"糖妈妈"如何自我监测血糖

妊娠期高血糖孕妈妈的血糖控制不佳，可能会导致一些妊娠不良情况，如流产、羊水过多或过少、巨大儿、胎儿生长受限等。糖尿病管理的"五驾马车——饮食管理、运动管理、健康教育、血糖监测、药物治疗"，其中血糖监测是非常重要的一环。因此，妊娠期高血糖孕妈妈须每天规范、动态监测血糖水平，以便及时纠正异常血糖的发生。

1. 妊娠期高血糖孕妈妈在家如何自我监测血糖？

自我监测血糖就是在家采用微量血糖仪自行测定毛细血管血糖水平。每天多次自测末梢血血糖水平，有利于对血糖进行严格控制。

2. 血糖监测有哪些方法？

（1）七点法：是空腹、三餐后 2 小时、午餐前、晚餐前、睡前的血糖，总共 7 个血糖监测时间点。餐前、餐后血糖监测，有利于评估血糖水平和调整降糖药物剂量和用药时间。睡前和夜间血糖监测，有利于防止夜间低血糖和判断早晨空腹高血糖产生的原因。

（2）五点法：是指空腹、早餐后 2 小时、午餐后 2 小时、晚餐后 2 小时和睡前或夜间的血糖，总共 5 个血糖监测时间点。

（3）空腹血糖：指隔夜禁食（饮水除外）8～12 小时之后于次日早餐前所测的血糖值，采血前不用降糖药、不吃早餐、不运动。可反映孕妈妈在无糖负荷刺激状态下的基础胰岛素分泌水平及肝脏葡萄糖输出情况，以及评估前一天晚上的药物能否有效控制整个夜间直至次日早晨的血糖。

（4）餐后 2 小时血糖：从进食第一口开始计时（不能从餐中或餐后计时），满 2 小时的血糖情况。可反映胰岛 β 细胞的储备功能。

（5）夜间凌晨血糖：一般指凌晨 3 点血糖。测凌晨 3 点的血糖，主要是想要知道早晨空腹血糖升高的原因。而早晨空腹血糖升高的原因，主要有苏木杰现象、黎明现象、夜间血糖增高现象。

1）苏木杰现象：因为夜间出现低血糖，早晨就会出现血糖的反应性增高，通过监测凌晨 3 点的血糖，就会发现血糖处于偏低的水平，一般不会超过 4 mmol/L，可能跟夜间用胰岛素或降糖药剂量过大有关。机体为防止低血糖，启动保护性机制，分泌升糖激素，引起血糖升高。此时减少胰岛素或降糖药物的用量，避免夜间凌晨的低血糖，可改变早晨空腹高血糖等情况。

2）黎明现象：此时测夜间的血糖是正常水平，高血糖可能与夜间血糖无关，可能和早晨分泌多种激素如生长激素、胰高血糖素、肾上腺素有关，这些激素具有升高血糖的作用。此时要针对黎明现象加用药物。

3）夜间血糖高现象：此时测的夜间血糖很高，说明夜间胰岛素用量或者是降糖药的剂量不够，需要增加药物的剂量，来缓解早晨高血糖的情况。

3. 如何做到规范的血糖监测操作？

（1）准备好所需物品：血糖仪，一次性血糖试纸，一次性采血针头，75％医用乙醇和医用消毒棉签，或一次性乙醇消毒棉。

（2）检查血糖试纸有效期，避免使用过期血糖试纸。

（3）认真清洁双手。

（4）取出采血针保护套。

（5）75％乙醇用旋转方式消毒采血部位，不可用碘酊或者聚维酮碘消毒，碘元素会参与氧化反应，影响检测结果。一般选择手指指尖两侧。因为手指两侧血管丰富，而神经末梢分布较少，在这个部位采血不仅不痛，而且血量充足。

（6）撕开血糖试纸包装袋，手指捏拿试纸中间部位，避免接触吸血口和插头部位，防止手指温度影响结果。将试纸黑白间隔纹一头插入处于关机状态的血糖仪。屏幕出现闪烁的血滴图案，证明试纸安装正确。

（7）待消毒部位乙醇挥发，或用干棉签擦干，用一次性采血针对准采血部位，紧贴皮肤，针刺后迅速用干棉签擦掉溢出的第一滴血，然后轻轻推压手指两侧，让血慢慢溢出，不得用力挤，硬挤出的血有组织液，会影响结果。

（8）对准试纸末端白色区域，血液被吸入试纸，采血量以覆盖测试区为准，如果血量不足，可以在 15 秒内补充，超过 15 秒需重新更换试纸检测。

（9）血糖仪吸入足够的血量后将发出滴滴声，并显示倒计时，倒计时结束显示血糖数值，记录下数值。

（10）测试结束，将血糖试纸、一次性采血针和消毒棉签集中收集处理。

妊娠期糖尿病孕妈妈血糖控制目标：餐前血糖<5.3 mmol/L；餐后 1 小时血糖<7.8 mmol/L；餐后 2 小时血糖<6.7 mmol/L；夜间血糖不低于 3.3 mmol/L。妊娠早期血糖控制勿过于严格，以防低血糖发生。经过饮食和运动管理，血糖达不到上述标准时，应及时加用药物进一步控制血糖。

对于"糖妈妈"来说，做好血糖自我监测，正确使用血糖仪，了解自己的血糖变化，是妊娠期控制稳定血糖的重要保证。

（湖南省妇幼保健院　王丽娟）

告别"扎扎扎"，轻松控糖和孕育

工作中常听一些"糖妈妈"诉苦：

"测血糖的那个疼呀，但又不能不测！"

后果就是"糖妈妈"们很痛苦也很抗拒……

这种情况下，孕妈妈可以选择不扎手指的血糖监测方法——连续动态血糖监测（CGM）。

1. 什么是连续动态血糖监测？

CGM 是指通过葡萄糖感应器监测皮下组织间液的葡萄糖浓度，而间接反映血糖水平的监测技术，可提供连续、全面、可靠的全天血糖信息，了解血糖波动的趋势。它由一次性传感器、发射器和接收器组成。

2. 连续血糖监测有什么优势？

主要的优势在于：①能发现不易被传统监测方法所探测到的隐匿性高血糖和低血糖，尤其是餐后高血糖和夜间无症状性低血糖。②连续、全面：连续动态血糖监测系统，作为血糖的摄像机，带来血糖监测的点、线、面。一个 CGM 可连续监测 14 天血糖，每 5 分钟监测一次数据并传输，帮助了解血糖波动的趋势和特点，发现血糖变化的原因，为药物的选择和用量提供依据。③CGM 能够实时监测患者血糖，帮助制订个体化的治疗方案，从而改变患者的饮食和运动习惯，提高对疾病的自我控制，以便于提高患者的依从性。④CGM 可以避免频繁采集指尖血造成的伤口感染以及痛感，同时提升舒适度。

3. 连续动态血糖监测适用什么类型人群？

虽然 CGM 有很多好处，但费用较为昂贵。对于患有妊娠期高血糖却又惧怕扎手指头监测血糖的孕妇来说，CGM 是更方便的选择。

（湖南省妇幼保健院　何伶俐）

妊娠期高血糖药物治疗之胰岛素

妊娠期高血糖孕妈妈应当遵循医生的指导，建立健康的饮食计划和规律适当的运动，通过这两种方法大部分糖尿病孕妈妈可以将血糖控制到正常水平。经过饮食调节和运动疗法后 1~2 周，如果您的血糖监测水平还是居高不下，那么就需要胰岛素治疗了。

1. 胰岛素是什么？

胰岛素是人体胰腺胰岛 β 细胞分泌的一种能够帮助血液中的葡萄糖转移到细胞中并将其利用的激素，是机体内唯一直接降低血糖的激素，也是唯一同时促进糖原、脂肪、蛋白质合成的激素。

正常人群中，胰岛素的生理性分泌可分为基础分泌和反应性分泌。基础分泌是指胰岛素在无外源刺激下，空腹状态下以较低的速率持续分泌胰岛素，以维持正常的血糖水平。反应性分泌是指进食后胰岛素分泌迅速增加，餐后数分钟达高峰，有助于快速降低血糖至正常范围。针对这两种生理特性，妊娠期常用胰岛素制剂见表 2-6。短效和超短效胰岛素主要用于控制餐后血糖，中效和长效胰岛素主要用于控制非餐时的基础血糖水平。

表 2-6　妊娠期常用的胰岛素制剂及作用特点

胰岛素制剂	起效时间	作用达到峰值时间	最长持续时间
超短效人胰岛素类似物	10~20 分钟	30~90 分钟	3~5 小时
短效胰岛素	30~60 分钟	2~3 小时	7~8 小时
中效胰岛素	2~4 小时	6~10 小时	14~18 小时
长效人胰岛素类似物	1~3 小时	8~10 小时	18~26 小时

2. 胰岛素制剂的储存

未开封的瓶装胰岛素或胰岛素笔芯应储存在 2~8 ℃的环境下，切勿冷冻；已开封的瓶装胰岛素或胰岛素笔芯可在室温下（25 ℃以下）保存，开封后保存期为开启后 28 天内，且不能超过保质期；所有胰岛素均不可冷冻，避免震荡、过热和阳光直射。

（湖南省妇幼保健院　王丽娟）

怎样自己注射胰岛素

妊娠期高血糖如通过饮食调节和适量运动仍不能有效控制血糖，则必须外源性地加用胰岛素。胰岛素可分为皮下注射及静脉注射两种类型，但由于皮下注射胰岛素操作简单、方便，更适合居家使用。医生将根据您的血糖水平决定使用何种胰岛素制剂及药物的注射频次和注射时间，遵从医生的建议将确保您的妊娠安全。那么，怎样自己注射胰岛素呢？

1. 注射时间

速效胰岛素如门冬胰岛素，宜在进餐前即刻注射。

短效胰岛素如诺和灵 R，宜在餐前 30 分钟注射。

中效胰岛素如诺和灵 N，宜在睡前注射。

长效胰岛素如地特胰岛素，建议在睡前注射。

2. 注射部位

皮下注射胰岛素时要选择皮下脂肪组织丰富、血管神经分布较少的部位，不可注射到肌肉层。注意不同注射部位之间的轮换和同一注射部位内的轮换。轮换原则包括大轮换和小轮换，大轮换即不同部位交替（腹部—大腿—手臂）；小轮换即同一部位内，每次注射间隔约 2.5 cm，避免同一部位反复注射导致硬结、脂肪增生或萎缩。腹部是给药的安全部位，但孕妈妈随着孕周的增加，孕妈妈肚子变大、腹壁变薄，妊娠中期和妊娠晚期不适合在腹部进行胰岛素注射。

（1）腹部：以肚脐为中心 2.5 cm 范围内不可注射，其余部位均可注射。腹部吸收胰岛素最快。

（2）上臂：上臂外侧的中 1/3。此部位较难自己注射，可由家人或护士进行。

（3）大腿外侧和臀部：选双侧臀部外上侧和双侧大腿前外侧的上 1/3，此部位胰岛素吸收较缓慢。

3. 注射针头：一次性使用

（1）胰岛素针头若选择 4 mm 或 5 mm 针头时，注射时无须捏皮；若使用 6 mm针头，需捏皮，注射角度均为 90°。8 mm 以上针头，需捏皮且倾斜 45°进针。

（2）不可以重复使用，重复使用针头会造成针尖变形，甚至部分折断在体内，通常肉眼很难发现。详见下图。

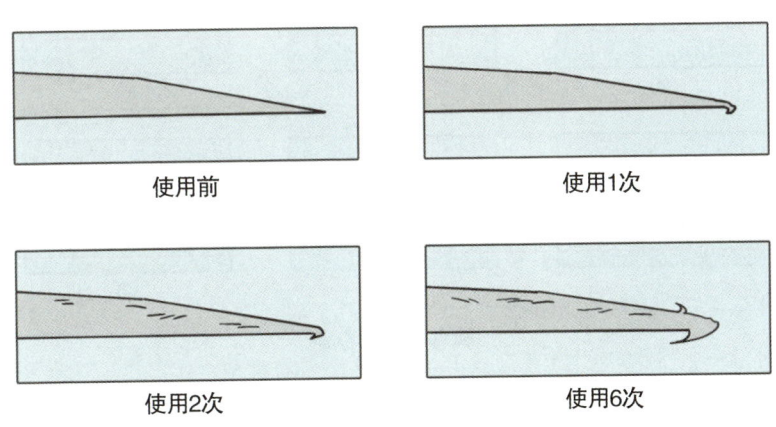

使用前　　　　　　　　　　使用1次

使用2次　　　　　　　　　　使用6次

胰岛素注射针头使用前后

（3）针头如果不及时更换，容易造成药液流失及增加感染的风险。

4. 注射步骤

（1）清洁双手。

（2）核对胰岛素类型和注射剂量。

（3）安装胰岛素笔芯。

（4）摇匀。

（5）安装针头，排气（观察到针尖上至少有一滴注射液），然后调节所需剂量。

（6）检查注射部位，并用 75％乙醇消毒。

（7）根据胰岛素注射针头的长度明确是否捏皮。

（8）注射后，直至剂量读数为 0，针头至少停留 10 秒后再拔出。

（9）注射完成后将针头从注射笔上取下，丢弃在加盖的硬壳容器中。详见下图。

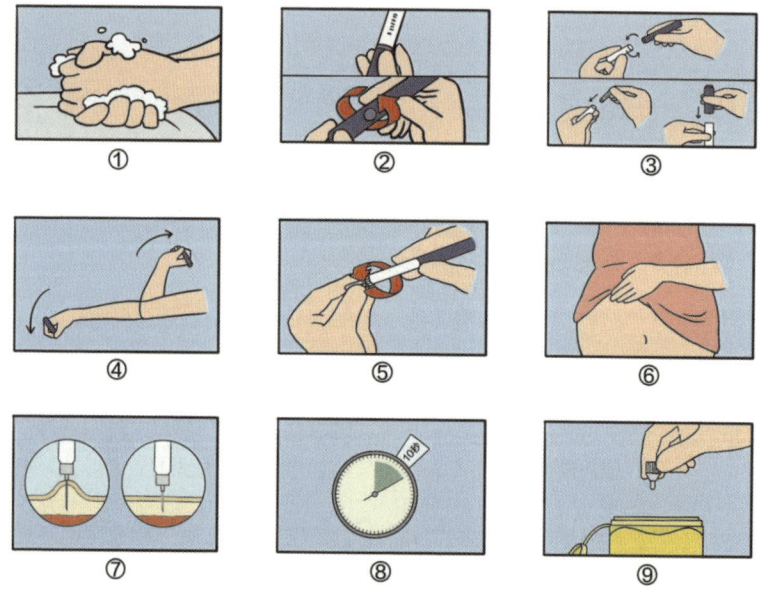

胰岛素注射步骤

5. 注意事项

（1）使用前检查胰岛素和笔芯，有无破损或漏液，确认在有效期内。

（2）冰箱内取出未开封的胰岛素，应提前 30 分钟取出，在室温下回暖。

（3）若使用预混胰岛素，使用前应将胰岛素充分混匀。

（4）注射后的针头，放入加盖的硬壳容器内，不随意丢弃，防止刺伤别人。

（5）如果因为工作原因，需要经常出差坐飞机，胰岛素一定要随身携带，不应该放在托运的行李当中。

（6）"使用胰岛素，饮食就不需要限制"是错误的。正确认识饮食是任何类型糖尿病管理的基础。胰岛素的用量必须在饮食控制的基础上才可进行调整，若饮食不控制，血糖会更加不稳定。

（湖南省妇幼保健院　王丽娟）

妊娠期高血糖饮食日记
——记录每天的饮食、运动和血糖值

众所周知，"糖妈妈"控制好血糖非常关键的方法是饮食、活动及血糖监测，但是这个具体标准是因人而异的，每个孕妈妈需要发现和寻找合适自己的饮食及运动方案，那么，饮食日记就显得尤为重要。

1. 什么是糖尿病饮食日记？

糖尿病饮食日记是指孕妈妈每天记录自己吃的和饮用的食物种类、食物量，运动方式、运动时间、运动量，使用降糖药和胰岛素的种类、时间、剂量，以及监测血糖的时间和血糖值。

2. 为什么要记录？

妊娠期做好糖尿病饮食日记有利于医生全面了解孕妈妈的血糖控制情况，及时有效调整适合孕妈妈的营养及治疗方案，帮助医生判断是否需要使用胰岛素治疗及治疗的剂量，从而控制好血糖。也有利于孕妈妈更好地完成饮食治疗方案，养成良好的饮食习惯。

3. 具体怎么记?

（1）记饮食：各餐的时间及所吃的食物种类有哪些，重量分别是多少，是否参照膳食指南的推荐，将早、中、晚餐及加餐能量的摄入进行合理分配，是否做到均衡营养，如每天摄入食物应＞12种，每周应＞25种等。

（2）记运动：运动的类型，运动的持续时间，以及做完运动后的感受，是否运动过度，把控自己合适的运动范围。

（3）记血糖：测血糖的时间，血糖值，避免低血糖或高血糖的发生，辨认容易导致血糖升高的食物。

（4）记空腹体重：建议孕妈妈备一个体重秤，每周至少固定一天（如每周六），早晨起床空腹、排空大小便之后，穿相同的衣服称体重并做好记录。可根据体重增长情况调整能量摄入和身体活动水平。

（5）记用药情况：如果有应用口服降糖药或胰岛素的情况，需记录用药的种类、时间和剂量。

怀胎十月，妊娠期是女性一生中重要、难忘且珍贵的时光，一张张控糖日记亦是这些美好时刻的见证，是"糖妈妈"努力用跳跃的笔头为自己和宝宝打造的健康妊娠期。糖尿病妈妈的饮食控制需要时间和耐心，孕妈妈也不要给自己太大的压力，保持乐观积极的心态也非常重要，也可以参照以下饮食记录表格进行相应记录哦（表 2-7）!

（湖南省妇幼保健院　黄漫丰）

表2-7　妊娠期糖尿病饮食日记(2 200 kcal)模板　孕产妇姓名:×××

日期及孕周	空腹体重	餐次及就餐时间	所进食物(需记录名称及数量)						胰岛素			血糖值	运动方式及时间(30分钟)
			谷类	奶类	肉类、蛋类	蔬菜	水果	油脂	类型	注射时间	剂量		
9月3日 (25+3周)	55 kg	早餐 7:30	面条 50 g		水煮鸡蛋1个	小白菜 100 g		油脂 15 g	门冬	7:25	8	空腹:	散步√
		上午加餐 9:00		纯牛奶 125 mL			苹果 150 g	核桃 1颗				早餐后:	
		中餐 12:00	大米 45 g+红米 25 g		豆腐 100 g,肉泥 100 g	素炒三丝 150 g		油脂 15 g	门冬	11:55	8	上午加餐后:	散步√
		下午加餐 14:00	燕麦 25 g	纯牛奶 125 mL			黄瓜 150 g					中餐后:	
		晚餐 18:00	大米 45 g+红米 25 g		蒸鱼块 150 g	炒豆角米 100 g,炒油麦菜 150 g		油脂 15 g	门冬	17:55	8	下午加餐后:	做操√
		晚上加餐 22:00	荞麦面包 25 g	无糖酸奶 150 g			小西红柿 150 g		地特	22:00	10	晚餐后:	
		备注:	建议:									22:00后:	

❀ 新生儿篇 ❀

新生儿“白肺”，元凶竟是妊娠期糖尿病

秉着多吃多补多静养的原则，孕妈妈王女士肚子越来越大，从未得过糖尿病的她产检时被医生确诊为“妊娠期糖尿病”，妊娠 40 周时宝宝出生体重达5 kg（出生体重超过 4 kg 为巨大儿），孩子出生后因呼吸困难入住新生儿科，拍了胸片，医生告诉她孩子出现“白肺”，这是为什么呢?

新生儿“白肺”，医学上称为新生儿呼吸窘迫综合征（NRDS）或者新生儿肺透明膜病。这是一种影响婴儿肺部功能的严重疾病，尤其是对早产儿来说风险更高。医生告诉王女士，宝宝发生“巨大儿、白肺”均与妊娠期高血糖有关，这是怎么回事呢?

妊娠期高血糖不仅对母亲的健康构成威胁，还可能对胎儿的发育产生长远影响，尤其是在肺部发育方面。研究表明，妊娠期高血糖显著增加了新生儿“白肺”的风险。

1. 什么是新生儿“白肺”?

新生儿“白肺”即新生儿呼吸窘迫综合征（NRDS），是一种影响新生儿呼吸功能的疾病，尤其是在早产儿中较为常见。这种病症之所以被称为“白肺”，是因为在 X 线检查中，患儿的肺部呈现出异常的白色区域，这与正常肺部含气量较多、在 X 线片上呈现为黑色的特点形成鲜明对比。当白色区域覆盖到至少一半的肺时，通常就被叫作“白肺”。也就说，当出现“白肺”，代表着肺部问题已经比较严重了。

2. 新生儿“白肺”的症状和影响

NRDS 的主要症状包括呼吸困难、快速呼吸、鼻翼扇动和发绀（皮肤和黏膜因缺氧而呈青紫色）。这些症状通常在出生后几小时内出现，严重时可能导致呼吸衰竭。NRDS 的发生与胎儿肺部的成熟度直接相关。在胎儿发育过

程中，肺部表面活性物质的形成对于肺泡的稳定至关重要。如果这种物质不足，肺泡就会塌陷，导致呼吸功能受损。

3. 妊娠期高血糖与新生儿"白肺"的关联

妊娠期高血糖不仅对母亲的健康构成威胁，还可能对胎儿产生长远的影响。研究表明，妊娠期高血糖与 NRDS 之间存在显著关联。

成熟的肺泡能合成分泌一种物质，医学上叫表面活性物质（PS），其能防治肺泡萎陷和水肿，从而使正常的肺泡充满空气，这种物质对于维持肺泡的稳定性至关重要。糖尿病导致新生儿"白肺"的机制尚不完全清楚，但研究指出几个可能的途径。首先，孕妈妈患糖尿病时，胎儿血糖增高，刺激胎儿胰岛素分泌增加，胰岛素可间接抑制 PS 的合成和分泌，直接影响胎儿肺部的发育，导致肺表面活性物质的产生不足。其次，妊娠期高血糖可能导致母体出现严重的并发症，增加早产的风险，而早产儿更容易发生 NRDS。

4. 新生儿"白肺"的预防策略

（1）促进胎儿肺部成熟：对于预计会提前分娩的孕妈妈，建议妊娠晚期使用糖皮质激素，如倍他米松或地塞米松。这些药物可以促进胎儿肺部的成熟，从而降低 NRDS 的风险。

（2）合理管理妊娠期高血糖孕妈妈：对于患有妊娠期高血糖的孕妈妈，严格的血糖控制至关重要。这有助于减少 NRDS 的风险，并改善胎儿的整体健康状况。

（3）避免早产：尽可能避免早产是预防 NRDS 的关键。孕妈妈应遵循医生的建议，保持健康的生活方式，并避免可能引发早产的风险因素。

5. 新生儿"白肺"的治疗和护理

（1）呼吸支持：NRDS 的主要治疗方法是提供呼吸支持。这通常包括使用呼吸机，如连续气道正压通气（CPAP）或同步间歇指令通气（SIMV）。

（2）肺表面活性物质替代疗法：对于严重 NRDS 的婴儿，可能需要给予肺表面活性物质替代疗法。由于 NRDS 是肺泡表面活性物质缺乏导致，所以直接将肺泡表面活性物质注入婴儿的肺部，可以帮助肺泡保持开放。

（3）综合护理：NRDS 的治疗还需要全面的护理，包括维持体温、营养支持和感染控制。

总之，NRDS 的治疗在过去几十年有了显著进步，但预防仍然是关键。通过提高公众对妊娠期高血糖与新生儿"白肺"之间关系的认识，可以促进更有效的预防和管理策略的实施，确保每一对父母都能迎接健康的宝宝。

（湖南省妇幼保健院　彭湘莲）

妈妈高血糖，宝宝为何低血糖？

1. 宝宝刚出生，也会低血糖？

宝宝出生后，会出现一过性的血糖降低，新生儿血糖<2.6 mmol/L 为低血糖。随着分娩离开妈妈的子宫，脐带结扎后新生儿不再接受母体血糖的供应，生后 1~4 小时内新生儿因暂时性的自身胰岛素水平偏高，若未及时建立有效喂养，容易发生过渡期低血糖，常在生后 1 小时达到过渡期最低血糖水平。但随着血浆肾上腺素和胰高血糖素浓度升高和胰岛素浓度的降低，宝宝开始分解肝糖原生成葡萄糖，紧接着通过喂养，就可以使宝宝的血糖维持在基本正常的水平。

妈妈有妊娠期高血糖，如果妊娠期和分娩期血糖控制不理想，宝宝在宫内长期处于血糖较高的环境，高血糖导致宝宝胰岛 β 细胞分泌胰岛素增加，就会引起胎儿及新生儿高胰岛素血症。出生后，来自母亲的葡萄糖供应停止了，体内较高的胰岛素仍然会促进葡萄糖利用，从而导致出生后低血糖，但常常是一过性的，一般在出生后 2~4 天恢复。

所以，妈妈有糖尿病，宝宝出生后需要密切监测血糖的情况，警惕低血糖的发生，并及时开始喂养。

2. 低血糖对宝宝有什么危害？如何预防？

低血糖可能会对宝宝的健康和发育产生一系列不良影响。葡萄糖是大脑的主要能量来源，低血糖可能导致脑细胞能量供应不足，影响神经系统的发育。长期或严重的低血糖可导致不可逆的神经系统损伤、代谢紊乱，甚至昏迷。

首先，对于存在低血糖高危因素的新生儿，如母亲为妊娠期高血糖、早产儿、胎儿生长受限、小于胎龄儿、大于胎龄儿等，完善早期预防措施：①出生后尽早进行母婴肌肤接触，早吸吮，早开奶，时间不少于 60 分钟；②鼓励母乳喂养，母乳不足时补充配方奶，不推荐糖水喂养；③出生后第一天喂养间隔时间≤3 小时。

其次，密切关注宝宝的症状反应。低血糖的宝宝可能是无症状的，也可能出现一些神经系统症状，如抽搐、烦躁、颤抖、呼吸困难等，也可能出现心动过速、体温过低、喂养困难、脸色苍白、哭声弱或高尖、惊厥、淡漠、嗜睡、昏迷等。

最后，加强血糖监测，一般通过血液检测来确定血糖水平是否低于正常范围。

当宝宝出现低血糖时，需要及时给予葡萄糖补充，并监测血糖水平，确保其维持在正常范围内。虽然低血糖可能会对宝宝健康产生一定影响，但只要能够及时发现并接受正确的治疗，大部分都可以恢复正常。

因此，糖尿病的孕妈妈在妊娠期和分娩期都需要很好地控制血糖，以降低宝宝高胰岛素血症的风险；妊娠期需要随访宝宝大小，尽量避免巨大儿、胎儿生长受限等情况的发生，宝宝出生后密切监测血糖水平，并尽早开始母乳喂养，根据需要调整喂养计划。

（复旦大学附属妇产科医院　胡　蓉）

宝宝长得大，但是肺不好，这就是"虚胖子"吗？

1. 宝宝长得大，可以提前分娩吗？

妊娠期高血糖孕妈妈容易出现胎儿体重偏大，如果妊娠期血糖控制不佳，巨大儿的可能性会增加。面对宝宝已经偏大的事实，常有孕妈妈问，那我们能不能让宝宝提前分娩呢？比如 37 周就分娩？答案是否定的，因为妈妈高血糖，宝宝肺成熟反而比较晚。

宝宝的体形大小与其肺部成熟度并不直接相关。肺部成熟度主要取决于分娩的孕周和一些其他因素，而不是体重的大小。

糖尿病妈妈的高血糖通过胎盘传给胎儿，使胎儿处于高血糖状态，可能引起胎儿高胰岛素血症，高胰岛素具有拮抗糖皮质激素的作用，使胎儿肺表面活性物质产生及分泌减少，导致肺泡不能正常膨胀，胎儿肺成熟延迟。胎儿出生后，容易出现呼吸窘迫综合征。当然，这些情况容易发生在妊娠期血糖控制不佳的孕妈妈，血糖控制良好的孕妈妈，出现新生儿呼吸窘迫综合征的概率比较小。因此，妈妈有妊娠期高血糖，即使宝宝体重大于同胎龄胎儿，也不建议过早地提前分娩。

2. 宝宝长得大，为何出生后呼吸困难？

患新生儿呼吸窘迫综合征的宝宝主要表现为呼吸困难、呼吸急促，或者呼吸频率增快，可能在出生后几小时内出现，查体发现吸气时胸壁凹陷，血气检查出现低氧血症，胸部拍片可能显示肺部透明度增加，这是由于缺乏肺泡表面活性物质。

一旦发生了新生儿呼吸窘迫综合征，需要给宝宝呼吸支持比如呼吸机或其他设备，并持续提供氧气以改善血液中的氧气水平，同时使用肺泡表面活性物质来帮助肺部正常工作。

如果及时得到治疗，大多数婴儿可以完全恢复，未经治疗或治疗不当的呼吸窘迫综合征患儿可能遗留肺部问题。因此，糖尿病妈妈所生的宝宝出生后应密切监测呼吸情况，以便及时发现问题并解决问题。

妊娠前、妊娠期和产时良好的血糖控制是预防新生儿呼吸窘迫综合征的关键。因此，建议孕妈妈定期产检，保持体重的合理增长，监测胎儿的生长发育，如果被诊断为妊娠期高血糖，就要认真地控制血糖。

（复旦大学附属妇产科医院　胡　蓉）

妈妈血糖高，宝宝也会遗传吗?

妈妈血糖高，宝宝会得糖尿病吗?

这种情况可能会增加宝宝未来发生 2 型糖尿病和其他健康问题的风险，但并不是所有妊娠期高血糖的妈妈所生的宝宝都会发展成糖尿病。

该风险一定程度上受遗传因素和环境因素的共同影响。遗传只是一个风险因素，不是糖尿病的必然因素，并不能说妈妈存在糖尿病就一定会遗传给孩子。宫内暴露于高血糖诱发的高胰岛素血症会影响宝宝脂肪组织和胰腺 β 细胞的发育，导致宝宝出生后血糖调节出现问题，从而增加儿童期后期和成年期葡萄糖代谢受损和肥胖的风险。

除了遗传因素和宫内环境因素，出生后生活习惯的影响也很重要。如果家庭有不良的饮食和运动习惯，比如长期高热量食物的摄入，体重超标，运动量偏少，则宝宝患糖尿病的风险明显增加。如果出生后采取健康的生活方式，包括均衡饮食、适量运动和保持健康的体重，都可以降低宝宝未来患糖尿病的风险。

定期的健康检查和血糖监测可以早期发现糖代谢异常，因此，糖尿病妈妈生出的宝宝应该接受长期的健康状况监测，尤其是在成年后，努力做到任何小问题在变成大问题之前被发现和解决。

（复旦大学附属妇产科医院　胡　蓉）

妈妈血糖高，宝宝会变笨吗?

孕妈妈血糖高确实可能对宝宝有影响，但这并不意味着宝宝会变笨。血糖控制是妊娠期管理的重要部分，但大脑的聪明才智通常不是由血糖水平直接决定的。

在子宫内，宝宝的大脑发育需要葡萄糖，但血糖过高或过低都可能影响大脑的功能。妊娠期在医生的指导下，妈妈很好地控制血糖，宝宝就能得到足够的能量来保持大脑的发育。

有观察性研究显示，糖尿病对宝宝出生后认知力发育可能会有一些影响，但也有研究认为并不影响。这些研究都存在一些局限性，无法完全排除其他因素的影响，比如父母受教育程度、社会经济地位、妊娠期其他合并症和并发症。

宝宝的智力受到遗传和环境的双重影响，宝宝出生后，早期教育和刺激对大脑发育至关重要，多和宝宝交流、唱歌、读书，这些都是促进宝宝智力发育的好方法。

首先，对于妊娠期高血糖的孕妈妈，尤其是妊娠期需要使用胰岛素或二甲双胍等药物治疗的，需密切监测及控制妊娠期血糖水平在相对稳定的状态；其次，对高血糖的孕妈妈，生后要密切关注及监测宝宝神经系统发育情况，并及时完善神经系统发育的评估。

（复旦大学附属妇产科医院　胡　蓉）

妊娠期高血糖与新生儿先天性心脏病

"糖妈妈"的宝宝出生后，心脏听诊时被儿科医生发现有杂音，完善心脏彩超提示"室间隔缺损"，可能需心血管专科干预，这是什么情况呢？

1. 妊娠期高血糖怎样影响宝宝的心脏发育？

先天性心脏病是指在胚胎发育时期由于心脏及大血管的形成障碍或发育异常所致的先天性畸形。妊娠期高血糖对胎儿血管基因的表达产生长期影响，使血管功能改变，心血管疾病风险高于正常婴儿8倍，导致心脏发育畸形。有文献报道，妊娠期糖化血红蛋白<7.1％时，心脏畸形发生率为1％～2％；糖化血红蛋白>11.2％时，心脏畸形发生率高达25％。

2. "糖宝宝"先天性心脏病常见类型有哪些？

糖尿病母亲分娩的婴儿心脏畸形以发绀型先天性心脏病为主，如室间隔缺损、大动脉转位（即主动脉和肺动脉这两个关键的大动脉位置发生转换）、法洛四联症、艾森曼格综合征等；同时由于母亲高胰岛素血症导致脂质和葡萄糖在心肌的异常累积，"糖宝宝"也极易出现心肌损害、心肌肥厚等症状。据报道患有心肌病的新生儿中有 25%～75% 是来自糖尿病母亲。

3. 新生儿先天性心脏病的临床表现

先天性心脏病严重程度主要取决于心脏畸形和血流动力学改变的程度。轻者出生时可无明显表现，之后逐渐表现出生长发育迟缓，活动耐受力下降，反复呼吸道感染等症状，重者在出生后表现为气促、多汗、喂养困难、发绀、生长受限等。

4. 怎样预防和治疗？

（1）孕前及孕期防控：计划怀孕的糖尿病女性建议孕前控制糖化血红蛋白 < 6.5%，降低新生儿先天性心脏病发生风险。

（2）心脏筛查：孕 20～24 周进行胎儿心脏超声检查，重点排查大血管畸形和室间隔缺损。

（3）新生儿期管理：出生后 6～72 小时通过心脏听诊及经皮血氧饱和度监测初步筛查先天性心脏病。阳性病例需尽早完成心脏超声检测，明确心脏畸形类型。

（4）治疗与随访：确诊先天性心脏病的患儿应至心血管专科就诊。部分轻症先天性心脏病无须治疗，可定期随访；多数先天性心脏病患儿需接受介入治疗或外科手术治疗。如出现并发症如心力衰竭、肺炎等，需先接受药物治疗，症状好转后才能接受手术治疗。

先天性心脏病发病率为每 10 万名活产婴儿中 233～267 例。早产、感染、先天性心脏病是导致婴儿死亡的前三大原因。而妊娠期高血糖是导致新生儿先天性心脏病的一个关键因素，因此，合理控制孕期血糖将大大降低胎儿先天性心脏病的发生风险。

（湖南省妇幼保健院 武周游）

妊娠期高血糖与新生儿鹅口疮

"糖妈妈"最近喂奶时发现，宝宝一吃奶就哭闹，仔细一看，口腔内长了像"雪花"一样的白膜，擦也擦不掉，去医院看医生得知这是鹅口疮，跟妈妈孕期血糖增高有关，这是咋回事呢？

1. 什么是新生儿鹅口疮？

新生儿鹅口疮是由念珠菌属（白念珠菌）感染引起的口腔黏膜病变，表现为口腔内（颊黏膜、舌头、上颚）的白色乳凝块样斑片，擦除后可见充血创面，新生儿可因为疼痛而表现为拒奶、烦躁。

2. 什么样的新生儿容易患鹅口疮？

分娩时接触产道念珠菌、乳具消毒不严、乳头不洁、早产儿、低体重儿、长期使用抗生素或激素等药物的新生儿容易患鹅口疮。糖尿病母亲所生婴儿也是鹅口疮的高发人群，这与母体高血糖状态及免疫因素密切相关。

（1）垂直感染风险：母体血糖升高会导致阴道内环境 pH 值改变，使阴道酸碱平衡失调，促进念珠菌增殖。糖尿病孕妇阴道念珠菌感染率高于健康孕妇，分娩过程中新生儿可能直接接触感染源导致口腔定植。

（2）免疫微环境改变：母体高血糖会通过胎盘影响胎儿免疫系统发育，导致新生儿细胞免疫及体液免疫功能受损，削弱对念珠菌的清除能力。

3. 新生儿鹅口疮的临床特征

典型表现：新生儿的口腔黏膜或舌面覆盖白色乳凝块样小点或小片状物，也可逐渐融合成大片，不易擦去，白斑周围多无红肿，可无症状或有中度疼痛。

鹅口疮一般无全身症状，不影响吃奶，但如果新生儿整个口腔都布满白斑，也可表现为不愿意吃奶，哭闹或烦躁，偶可见发热。

4. 新生儿鹅口疮如何治疗？

（1）局部用药：新配制的制霉菌素溶液涂口腔（10～20 万 U，溶于 5～10 mL 水中），每天 3～4 次，持续用药 14～21 天，或医生开具的其他抗真菌药物。

（2）用药同时，可给予益生菌口服，调节新生儿自身免疫力及肠道菌群。

5. 新生儿鹅口疮如何预防？

（1）分娩前：控制母体血糖，治疗阴道念珠菌病，降低产道传播风险。

（2）哺乳期卫生：母乳喂养前清洁双手和乳头。奶瓶、奶嘴每天煮沸消毒。不用过度清洁婴儿口腔以免破坏正常菌群。

（3）婴儿护理：每次喂奶后喂少量温水清洁口腔。发现口腔白斑及时就医，避免强行抠除或用力擦拭。

妊娠期高血糖会增加母婴念珠菌感染风险，导致新生儿鹅口疮。通过控制孕期血糖、保持良好卫生习惯、及时治疗感染，可显著降低新生儿患病风险。若婴儿出现鹅口疮，需规范用药并同步处理母亲原发疾病，避免反复发作。

（湖南省妇幼保健院　武周游）

不做"高高在上"的
孕妈妈

第三章

妊娠期高脂血症

✳ 开 篇 ✳

血脂的来龙去脉

一位二胎妈妈入院生宝宝，抽血检查发现血液覆盖一层油脂，送到检验科后被告知"血脂超过检验上限"，考虑患者为重度高脂血症。

经过血液科、心血管科及内分泌科等多学科专家讨论后，综合评估产妇情况，血脂非常高，若不及时快速降脂极易并发高脂血症性急性胰腺炎，威胁母儿安全。

1. 为什么会出现这种情况呢？

很多准妈妈妊娠后，度过妊娠早期的恶心、呕吐、吃不下东西等妊娠反应后，胃口大开，一心想给宝宝充足的营养，还有家里的一些老人，也会准备各种补品汤食。在狂补的路上狂飙，一不留神，血脂也在狂飙。看着孕检血脂报告单各项指标"上蹿下跳"，准妈妈们不禁心生焦虑和不安。今天我们就一起了解一下血脂的来龙去脉！

2. 什么是血脂？

血脂广泛存在于人体中。它们是生命细胞的基础代谢必需物质。一般来说，血脂是血清中的胆固醇（TC），甘油三酯（TG）和类酯（如磷脂）的总称。临床上用于血脂评估的指标主要有：甘油三酯（TG）、总胆固醇（TC）、低密度脂蛋白胆固醇（LDL-C）、高密度脂蛋白胆固醇（HDL-C）。

3. 血脂是如何产生的？

人体内血脂的来源有两种途径，包括内源性和外源性。内源性脂肪主要由人体的肝脏、脂肪等组织细胞合成。外源性脂肪从摄取的食物中吸收而来。

4. 血脂对人体的生理作用有哪些？

血脂对人体的生理作用主要有以下两点：①甘油三酯为机体提供能量，

当机体处于寒冷、饥饿时，也能转化为葡萄糖供重要器官使用。②胆固醇则主要用于合成细胞质膜、类固醇激素和胆汁酸。

5. 哪些检查可以评估妊娠期血脂？

（1）血脂六项：包括甘油三酯（TG）、总胆固醇（TC）、高密度脂蛋白胆固醇（HDL-C）、低密度脂蛋白胆固醇（LDL-C）、载脂蛋白 A1（ApoA1）、载脂蛋白 B（ApoB）。

甘油三酯是身体中含量最多的脂类，身体内大部分的甘油三酯来源于外源性食物摄入，或从内源性肝脏合成中获得的。甘油三酯过高与肥胖、糖尿病、高血压密切相关，重度升高时可伴有急性胰腺炎。

总胆固醇是指血液中所有脂蛋白所含胆固醇的总和。胆固醇增高，会造成血液黏稠度增加，减慢血流的速度。如果不进行干预，长时间的累积就会明显地促进动脉粥样硬化形成，在心脏、脑血管引起动脉狭窄，主要表现为心绞痛、脑供血不足等症状，严重时可危及生命。

高密度脂蛋白胆固醇（HDL-C）被称为"好胆固醇"，它的使命就是把多余的胆固醇运输到肝脏进行分解代谢，减少胆固醇在血管壁上的沉积。所以，从某种意义上讲，HDL-C 越多越好。若含量过低，患上心血管疾病的风险会有所增加。

低密度脂蛋白胆固醇（LDL-C）被称为"坏胆固醇"，它总是不厌其烦地把胆固醇从肝脏偷偷运回到血液中，帮助"斑块"壮大。其含量越高，脂质在血管壁沉积的速度就会加快，促进血管壁形成粥样斑块，导致动脉硬化和动脉狭窄，堵塞血管，最终诱发脑梗死和冠心病。

载脂蛋白（Apo）：血液中的甘油三酯和胆固醇是不溶于水的，所以转运的时候需要专门的"拖车"拉着它们，这些"拖车"就是载脂蛋白。载脂蛋白种类较多，但最常见的就是载脂蛋白 A1（ApoA1）和载脂蛋白 B（ApoB）。ApoA1 是高密度脂蛋白（HDL）的主要"拖车"，因此是"好蛋白"。血清 ApoA1 偏低常见于动脉粥样硬化、糖尿病和肝脏损伤等患者。ApoB 是低密度脂蛋白（LDL）的主要"拖车"，因此是"坏蛋白"。当 ApoB 偏高时，冠心病发生的风险增高，尤其是伴有肥胖、糖尿病、高甘油三酯血症时。

（2）超声检查：通过血管 B 超，可以查看血管壁上是否有斑块的形成。通过腹部 B 超不仅可以观察腹壁脂肪的厚度，还可以判断是否存在脂肪肝等。

女性妊娠后，血脂会悄悄发生变化，正常妊娠时血脂水平从 9～13 周开始升高，随妊娠进展逐渐上升，31～36 周达到高峰，维持高水平至分娩，于产后 24 小时明显下降，4～6 周后恢复正常水平。所以，当看到血脂报告单上有升高箭头提示时，不必紧张。请产科专科医生结合孕周及孕妈妈自身情况来判断是否正常。

（甘肃省妇幼保健院　颉　丽）

妊娠期高脂血症：孕妈妈需要知道的那些事

在妊娠期，孕妈妈的身体会经历一系列的变化，以适应胎儿的生长和发育。然而，有时这些变化可能会带来一些健康问题，妊娠期高脂血症就是其中之一。作为准妈妈，了解这一状况至关重要。

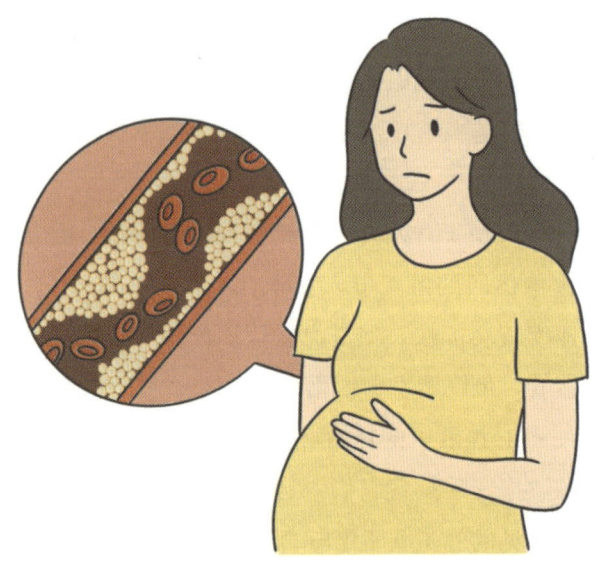

妊娠期高脂血症是指在妊娠期，孕妈妈血液中的脂质（如胆固醇、甘油三酯等）水平升高。其中包括妊娠期生理性血脂升高和病理性血脂升高，主要有以下区别：

1. 生理性血脂升高

主要是由于妊娠期激素水平变化，如雌激素和孕激素分泌增加，促进脂肪合成和储存。同时，胎儿生长发育需要脂质营养，孕妈妈身体会适应性地调节血脂水平。孕妈妈的血脂会从孕 9~13 周开始升高，孕 31~36 周达到高峰，通常是轻度到中度的升高，各项血脂指标一般不会超出正常范围太多，也不会对孕妈妈和胎儿的健康造成明显不良影响，产后 4~6 周通常可逐渐恢复正常。

2. 病理性血脂升高

除了妊娠期的生理变化外，还可能与遗传因素（如家族性高脂血症病史）、不良生活方式（如过度饮食、缺乏运动、体重增长过多过快）、合并其他疾病（如妊娠期糖尿病、慢性肾病综合征、妊娠期高血压疾病、甲状腺功能减退等）有关。血脂指标（如总胆固醇、甘油三酯、低密度脂蛋白胆固醇等）显著高于正常妊娠期的水平，增加孕妈妈患妊娠糖尿病、妊娠期高血压疾病、急性胰腺炎等疾病的风险，还可能影响胎儿的生长发育，导致胎儿宫内窘迫、早产、巨大儿等不良妊娠结局的发生概率增加。

（青海省人民医院产科　马中岭）

❋ 诊 断 篇 ❋

妊娠期血脂变化知多少?

孕妈妈怀胎十月,且妊娠期食欲增加,通常难以长时间管住自己的嘴。对于喜爱高油脂、高热量食物的孕妈妈,妊娠期极有可能血脂异常升高。是不是高于实验室标准的血脂就是异常的呢?妊娠期血脂又是怎样变化的呢?带着这样的疑问,孕妈妈们一起来了解妊娠期高脂血症吧。

妊娠期血脂的生化指标参考范围是多少?

一定范围内的血脂升高是妊娠期正常的生理过程。当血脂高于一定程度时,则属于病理状态。妊娠期血脂严重异常,发生妊娠期糖尿病、子痫前期及急性胰腺炎的风险升高,应该进行干预管理并且每个月密切监测血脂。了解妊娠期血脂特点及参考范围,调控妊娠期血脂水平,有助于胎儿健康,减少妊娠期并发症及远期不良健康风险。

因为血脂随着妊娠的进展而发生改变,因此不同时期的诊断标准不一(表3-1)。

表3-1　妊娠期高脂血症的参考标准　　　　　　　　单位:mmol/L

孕期	总胆固醇	甘油三酯	高密度脂蛋白胆固醇	低密度脂蛋白胆固醇
妊娠早期	>5.70	>2.18	<1.28	>3.44
妊娠中期	>7.55	>4.20	<1.36	>4.99
妊娠晚期	>7.95	>5.47	<1.31	>5.17

当妊娠期血脂水平超过表格中的范围,就可以诊断高脂血症了。孕妈妈赶快行动起来,看看您有没有超标吧!

(湖南省湘潭市中心医院　左建中)

❋　治疗篇　❋

妊娠期高脂血症需要治疗吗？怎样治疗呢？

妊娠期血脂会有生理性的不同程度升高，但血脂水平持续升高，势必会导致孕妈妈三大营养物质代谢紊乱，增加血液黏稠度，危害人体的微循环灌注，更容易发生妊娠期高血压疾病、深静脉血栓、急性胰腺炎、巨大儿、新生儿窒息等不良妊娠结局。为预防不良妊娠结局的发生，需要及时治疗妊娠期高脂血症。

那么，妊娠期血脂升高应怎样治疗呢？降脂妙招——管住嘴、迈开腿、顽固高脂搬药兵。

1. 管住嘴

即饮食的摄入不能随心所欲，而必须是均衡营养，如何做到食物摄入营养均衡呢？

（1）限制总能量，保持妊娠期适宜体重增长：妊娠期的体重增长范围如表3-2所示。

表3-2　妊娠期体重增长范围

妊娠前体重指数分类/（kg/m²）	总增长值范围/kg	妊娠早期增长值/kg	妊娠中晚期每周体重增长值及范围/kg
低体重（BMI<18.5）	11.0~16.0	0~2.0	0.46（0.37~0.56）
正常体重（18.5≤BMI<24.0）	8.0~14.0	0~2.0	0.37（0.26~0.48）
超重（24.0≤BMI<28.0）	7.0~11.0	0~2.0	0.30（0.22~0.37）
肥胖（BMI≥28.0）	5.0~9.0	0~2.0	0.22（0.15~0.30）

（2）限制总脂肪摄入量，调整饮食中脂肪酸的组成和比例：①食物中脂肪摄入量占比应小于总能量的25%。②少吃含有饱和脂肪酸的食物，如肥肉、全脂奶、奶油、肉皮等。③烹调用油少用猪油、牛油等动物性油脂。④选择含有较多不饱和脂肪酸的植物油，如菜籽油、橄榄油、大豆油等。⑤每天用

油量不超过 25 g，即两汤匙半。

（3）限制胆固醇摄入量：①高脂血症人群每天饮食中胆固醇摄入量应小于 300 mg，高胆固醇血症患者每天胆固醇摄入量小于 200 mg。②反式脂肪酸摄入量应低于总能量的 1%，即每天不超过 2 g。③饱和脂肪酸摄入量应小于总能量的 10%。④适当增加不饱和脂肪酸摄入。⑤禁食肥肉、动物内脏、动物脑以及蛋糕等高油点心。

（4）平衡膳食：①碳水化合物（主要指主食）应占总食物摄入量的 55%～60%。②主食要粗细粮搭配，禁用含糖饮料。③脂肪占比 20%～25%。④蛋白质占比 10%～15%。⑤宜选用鱼、虾等脂肪含量较少的优质蛋白。

（5）充足的维生素和膳食纤维：①保证每天摄入 500 g 新鲜蔬菜，其中深色蔬菜（如红、绿、紫色）应占 1/2 以上。②水果 200～300 g，优先选择苹果、梨、桃子、人参果等低血糖指数的水果。③合并有妊娠期糖尿病或妊娠前糖尿病的孕妈妈血糖不稳定时，可适当选择黄瓜或西红柿。

（6）注意烹调方法：①用蒸、煮、拌等少油的烹调方法。②少吃油炸及烧烤类食物。

2. 迈开腿

妊娠期要进行规律运动，每天保证 6 000 步，主要为散步，每周 5 次中等强度（行走时身体微微出汗）的运动，每次半小时。

3. 顽固高脂搬药兵

饮食和运动仍无法改善高脂血症时，需使用降脂治疗，可选择的治疗药物有：贝特类降脂药物如非诺贝特、高纯度鱼油、胰岛素等，他汀类的降脂药物妊娠期禁止使用。贝特类降脂药物一般不用于孕妈妈，当严重高甘油三酯（TG＞11.3 mmol/L）或伴有母体急性胰腺炎时可酌情使用，该药物哺乳期禁用。降脂药物应从小剂量开始，在整个妊娠期都要监测胎儿生长发育及血脂控制情况。

（甘肃省妇幼保健院围产医学中心　王文玲）

✳ 并发症篇 ✳

血脂高高，血糖高高！

妊娠期"高血脂"和"高血糖"是一对富贵姐妹花，二者之间有什么联系吗？

当然有联系！

人体的蛋白质、脂肪、碳水化合物为我们提供能量，维持机体的生长和代谢。在遗传、环境或不良生活习惯的影响下，人体的蛋白质、脂肪、碳水化合物等物质发生代谢紊乱的病理状态，临床上出现一系列综合征，称之为代谢综合征，具体包括高血压、高血糖、血脂异常和中心性肥胖等，以胰岛素抵抗为共同病理生理基础。

高脂血症可以影响胰岛素的正常作用，导致血糖水平升高，从而可能增加妊娠期糖尿病的风险。因此，管理好血脂水平对预防妊娠期糖尿病至关重要。那么，妊娠期高脂血症是如何影响妊娠期糖尿病的呢？

1. 什么是胰岛素抵抗呢？

高脂血症可以干扰胰岛素的正常功能，使得胰岛素在体内的作用减弱，产生胰岛素抵抗，从而导致血糖水平升高。简单来说，胰岛素抵抗就是机体对胰岛素敏感性下降，吃同样多的东西，正常分泌的胰岛素不能理想地控制血糖。

2. 高脂血症如何导致胰岛素抵抗呢？

（1）胰岛素抵抗的形成：在高脂血症中，特别是高甘油三酯血症的情况下，这些高水平的甘油三酯会抑制胰岛素受体的活性，导致细胞对胰岛素的反应降低。

（2）高胰岛素血症：由于细胞对胰岛素的反应降低，胰腺需要分泌更多的胰岛素来维持正常的血糖水平，这导致了高胰岛素血症。高胰岛素血症进一步促进脂肪的合成和储存，形成恶性循环。

（3）代谢综合征：长期的胰岛素抵抗和高胰岛素血症不仅加剧血脂异常，还与其他代谢综合征的表现相关，如高血压、肥胖和动脉粥样硬化等。

（4）炎症：胰岛素抵抗和高胰岛素血症还与体内炎症反应增加有关，炎症因子的释放进一步损害胰岛素敏感细胞的功能，形成慢性炎症状态。

妊娠期高脂血症通过多种机制增加了妊娠期糖尿病的风险，为了降低这一风险，建议妊娠期女性定期监测血脂水平，保持健康的饮食和生活方式，并遵循医生的指导进行必要的检查和干预。

（湖南省妇幼保健院　胡弘毅）

你想了解妊娠期高脂血症和妊娠期高血压疾病之间的关系吗？

受妊娠期激素的影响，孕妈妈的脂代谢会发生变化，使得孕妈妈的血脂轻度升高，一般不超过正常值2~3倍，我们称之为"生理性高脂血症"。但当有的孕妈妈管不住嘴，迈不开腿，体重狂增，血脂狂飙时，就可能会影响血管健康和血压调节，从而增加发生妊娠期高血压疾病的风险。仔细了解这两者之间的关系有助于我们更好地预防相关并发症。

妊娠期高脂血症与妊娠期高血压疾病之间的关系较为复杂，主要体现在以下几个方面：

（1）血管内皮功能：高脂血症会影响血管内皮细胞的功能，导致内皮功能受损，使扩血管物质合成减少，而缩血管物质合成增加，从而促进血管痉挛，增加妊娠期高血压疾病的风险。

（2）炎症反应：高脂血症常伴随着慢性炎症，这些炎症因子可能会干扰正常的血管功能和血压调节，增加高血压的风险。

（3）血液黏稠度：高脂血症会增加血液中的脂质浓度，从而可能增加血液黏稠度，这种变化可能对血管产生额外的负担，影响血压稳定。

（4）胰岛素抵抗：高脂血症与胰岛素抵抗密切相关，而胰岛素抵抗是妊娠期高血压疾病的一个重要危险因素。胰岛素抵抗会影响血糖控制和血管功能，从而增加高血压的发生概率。

（5）血脂异常与胎盘功能：高脂血症可能影响胎盘的功能，影响母体对胎儿的血液供应，进而对血压产生影响。

因此，妊娠期的女性应密切监测血脂水平，保持健康的饮食和生活方式，并定期进行产前检查，以减少高脂血症对妊娠期高血压疾病的影响。如果有高脂血症或其他高风险因素，建议在医生的指导下进行相应的管理和干预。

（湖南省妇幼保健院　胡弘毅）

早到的天使不该被忽视

据世界卫生组织报道，全球平均早产率为 10%，即每 10 个新生宝宝里，就有一个早产儿。我国早产率为 5%～10%，但因人口基数大，早产儿数量却高居世界第四位。早产已成为围产儿及 5 岁以下儿童死亡的首要原因。我国近年来早产率呈上升趋势，最突出原因是"二孩""三孩"政策开放后，高龄产妇增加，妊娠合并症和并发症上升。其中，早期早产（妊娠 28～34 周出生）增幅最高，其次是晚期早产（妊娠 34～37 周出生）。早产的近期和远期并发症及后遗症会给母亲和孩子带来巨大的影响。

1. 什么是早产？

我国早产儿定义，指的是所有妊娠满 28 周不足 37 周分娩出来的新生儿，早产儿体重大多都比较低，一般为 500～2 499 g，主要是宫内生长时间不足导致了低体重，各个器官发育不成熟，生活能力低下。

2. 早产的分类有哪些？

早产分为自发性早产和治疗性早产。自发性早产主要的发生机制有宫腔张力过大（比如多胎妊娠或羊水过多）、宫内感染、母体精神压力过大、子宫畸形、宫颈功能不全等。治疗性早产是由于母体或胎儿健康原因不允许继续妊娠，而提前终止妊娠。

3. 早产儿有什么影响？

早产的危害极大，由于早产儿全身脏器发育不成熟，早产儿免疫功能存在缺陷，常常会发生呼吸窘迫、窒息、肺部发育不全、颅内出血、神经系统异常、视网膜病变、坏死性小肠结肠炎、发育迟缓、先天性心脏病、新生儿败血症等重症疾病。

4. 高脂血症与早产有怎样的关系？

血脂异常是炎症和氧化应激的诱因，是自发性早产的一个危险因素。有研究报道，血脂异常的女性比无血脂异常的女性早产风险高约 1.5 倍。当胆固醇、甘油三酯、低密度脂蛋白增高到一定范围时，自发性早产的风险便会升高，自发性早产的患者中甘油三酯、低密度脂蛋白的值普遍较足月产孕妈妈血脂值高。同时，高脂血症可导致妊娠期多种并发症、合并症，包括肥胖、高血压（子痫前期）、糖尿病、妊娠期急性胰腺炎等，均可导致早产的发生。

5. 应如何预防早产呢？

（1）注意妊娠前期保健：提前补充叶酸、微量元素，合理营养，避免高脂血症，不宜偏食；尽量避免低龄或高龄妊娠（如<18岁或>35岁）；戒掉不良嗜好（烟酒等）；如有内科疾病，要及早进行相关的咨询和治疗。

（2）加强妊娠期保健：精确核对孕周，可以通过妊娠早期超声检查确定胎龄，了解早产高危因素，避免长时间站立和重体力劳动，定期规范产检，及时发现导致早产的高危因素并及时处理；另外，孕妈妈要时刻保持愉悦心情，避免长期熬夜，保证充足睡眠，精力充沛。

（甘肃省妇幼保健院　刘小晖）

妊娠合并腹痛，警惕急性胰腺炎！

张女士妊娠后，婆婆每天大鱼大肉照顾着，期待能抱个大胖孙子。这天张女士突然腹痛难忍，恶心呕吐，遂到医院就诊，医生检查后，考虑是妊娠合并急性胰腺炎。这是怎么回事呢？

1. 胰腺有什么作用呢？

胰腺是人体的重要脏器，位于人体上腹部，与人体十二指肠相接。胰腺的作用主要包括：分泌胰岛素和各种消化酶。胰岛素主要维持机体内血糖的平衡，胰岛素分泌不足会引发糖尿病；胰腺还可以分泌蛋白酶、淀粉酶以及脂肪酶，可以促进食物消化。

2. 什么是妊娠合并胰腺炎？

当一些病理原因导致胰腺分泌的各种消化酶异常激活，导致胰腺及周围组织自身消化，出现胰腺水肿、出血和坏死的炎症反应，我们称为胰腺炎。当急性胰腺炎发生于妊娠期或产褥期，就称为妊娠合并胰腺炎，是妊娠期的一种急腹症，严重时可导致全身多器官功能障碍，危及母儿生命。

3. 妊娠合并胰腺炎有什么临床表现？

最常见的症状是孕妈妈在饱餐、进食油腻食物后出现腹痛和呕吐。腹痛的部位主要位于左上腹或全腹，疼痛呈钝痛或者锐痛，呈持续性，可向腰背部放射，部分孕妈妈可伴有恶心、腹胀、黄疸、发热等症状。医生检查腹部时可能有上腹部轻压痛、反跳痛、腹肌紧张等表现。重症胰腺炎可能导致胰腺坏死、出血，腰肋部皮肤和脐周皮肤出现青紫样改变。

妊娠晚期，由于子宫增大使得腹腔内器官发生解剖位置的改变，加上患病后机体释放的炎症因子可以刺激诱发宫缩，或是部分孕妈妈因自然临产出现宫缩，导致孕妈妈腹痛的部位、性质以及腹膜炎体征往往不典型，容易造成误诊。严重时可能引起流产、早产、胎儿生长受限、胎儿窘迫或死胎等，还可造成孕妈妈多器官功能衰竭、休克，甚至危及生命。

4. 为什么高脂血症容易导致急性胰腺炎？

因为甘油三酯异常增高时，容易形成脂肪球，在胰腺微循环出现血栓，导致微循环障碍；血脂增高后，胰腺分泌的脂肪酶会把血脂分解产生脂肪酸，这种脂肪酸会损伤胰腺的腺泡细胞，导致胰腺水肿，也会堵塞胰管，诱发患者出现胰腺炎。

妊娠期子宫增大会机械性压迫十二指肠及胆道，此外，妊娠期雌孕激素、催乳素等多种激素影响物质代谢，是妊娠合并胰腺炎的高危因素。此外，胆道结石、过量饮酒、暴饮暴食、高钙血症也容易导致胰腺炎。

5. 妊娠合并急性胰腺炎发作怎么治疗？

一般来说，妊娠合并急性胰腺炎与普通胰腺炎患者治疗方案相似，可以首先采取保守治疗。医生会建议明显腹痛、呕吐的孕妈妈暂时禁饮食，留置胃管胃肠减压，并使用一些抑制胰液及胰酶分泌、抑制胃酸分泌的药物，补充液体、给予孕妈妈营养支持、抗炎、镇痛治疗等。如果保守治疗 48 小时病情无好转，重症胰腺炎伴胆道结石，或胆道梗阻感染者，或是出现胰腺严重坏死，多个脏器功能障碍，建议尽快手术治疗。

6. 妊娠合并胰腺炎就要终止妊娠吗？

妊娠期发生胰腺炎不是终止妊娠的指征。孕周远离足月的轻型胰腺炎一般建议先保守治疗，密切观察病情变化。孕妈妈注意休息，自数胎动，密切注意胎儿宫内情况和孕妈妈生命体征。

如果胎儿已足月或接近足月，存在胎儿窘迫，伴难免流产、早产等临产症状，或出现胰腺炎病情加重建议积极终止妊娠。

（湖南省妇幼保健院　蒋玉蓉）

科学认识高脂血症与心血管疾病的关系

随着人们生活水平的不断提高，"高血压""高血糖""高血脂"被人们俗称为"三高"，日益危害到人们的健康。其中，以动脉粥样硬化为主的心血管疾病成为全球范围内威胁人类生命健康的最主要的疾病。

1. 人体内血脂的成分是什么？

血脂是血浆中的胆固醇、甘油三酯和类脂如磷脂等的总称，和我们密切相关的是胆固醇和甘油三酯。其中，胆固醇可分为高密度脂蛋白胆固醇（HDL-C）、低密度脂蛋白胆固醇（LDL-C）和极低密度脂蛋白胆固醇等。

HDL-C 可以帮助清除血液中的胆固醇，对心血管健康有保护作用，因此，我们希望它的检测值高一点才好；而 LDL-C 是动脉粥样硬化发生、进展的主要危险因素，因此检测值越低越好。

2. 高脂血症有什么危害？

如果胆固醇水平过高，容易在血管壁上沉积，形成动脉粥样硬化斑块，使柔软光滑的血管腔变窄、血管质地变硬失去弹性，动脉粥样硬化斑块增大可导致血管狭窄，直至血管闭塞或形成血栓，斑块破裂可导致出血。比如眼底动脉硬化狭窄可导致视力下降甚至失明，颈动脉或颅内动脉硬化狭窄可导致头晕、失眠、脑梗死等，冠状动脉粥样硬化则导致冠心病、心肌梗死等。如果甘油三酯水平过高时，胰腺炎的发病风险也会明显增加。

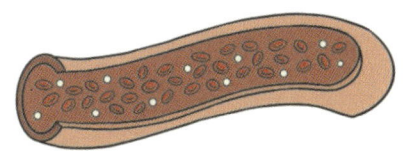
正常动脉血管

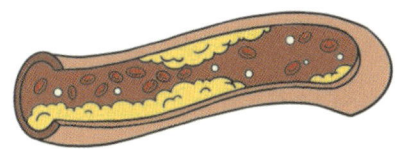
动脉粥样硬化斑块

3. 什么样的人容易得高脂血症？

遗传因素、高糖高脂等不良饮食习惯、日常缺乏运动、超重和肥胖、吸烟、酗酒等因素可能与高脂血症相关。高血压、糖尿病、慢性肾病、甲状腺功能减低患者也容易患高脂血症。

4. 妊娠期如何正确防治心血管疾病呢？

孕妈妈妊娠后由于子宫增大，血容量增多等生理性变化，会出现气短、乏力、心动过速等类似心血管疾病的症状，一般来说不会造成严重危害。部分孕妈妈既往存在心脏基础疾病或是妊娠期并发心血管疾病，也会出现胸闷、胸痛、心悸、气促、呼吸困难、心前区压迫感等不适，严重的心血管疾病如心力衰竭、心肌梗死、肺栓塞、脑卒中、主动脉夹层等疾病，可能导致呼吸心搏骤停、大出血、胎儿窘迫，甚至危及生命。因此，要及时到医院进行诊治。

孕妈妈要定期产检，妊娠期要合理膳食，减少高热量、高脂肪、高糖分的食物摄入，增加膳食纤维等低热量、高营养的食物摄入。妊娠前要减重，妊娠期要控制体重合理增长。改变不良生活习惯，戒酒戒烟。建议妊娠期根据自身情况，选择合理的运动项目。孕妈妈建议采用瑜伽、游泳、慢跑等运动。对于血脂异常升高的孕妈妈建议在医生的指导下服用降血脂药物。

（湖南省妇幼保健院　周　旭　蒋玉蓉）

高脂血症和肥胖的亲密关系

唐朝是以胖为美，环肥燕瘦中的环肥是古人夸赞女子体态圆润丰腴。如果你认为肥胖仅仅是关于人身形体态的形容词，那就错了。世界卫生组织已经将肥胖定义为一种疾病，而不是简单的体重过重，是全球首要的健康问题。

1. 什么是肥胖？

肥胖是指人体摄入热量超过机体所消耗的热量，过多的热量在体内转变为脂肪并在体内蓄积，因脂肪积聚过多、体重过度增加而导致的慢性代谢性疾病。

2. 肥胖时脂肪最容易堆积在什么地方？

脂肪在人体内容易堆积的部位是腹部、腰部、臀部等。

无论男女，都容易在腰腹部堆积脂肪，主要的堆积部位是肚脐周围。长期久坐，运动减少，体内新陈代谢减少，会导致脂肪沉积。臀部是长期得不到锻炼的一个部位，很容易会出现脂肪堆积。

3. 肥胖与高脂血症有什么关系？

肥胖可以严重危害人体的身体健康，血脂异常是其中之一。如果血脂过高，就像血液中出现很多杂质，可以导致很多不良并发症。肥胖是高脂血症发生的危险因素，特别是腹型肥胖者内脏脂肪过多，在血脂异常中起到重要作用。临床中表现为甘油三酯升高，低密度脂蛋白胆固醇升高，高密度脂蛋白胆固醇降低。

当然，体形消瘦的人也可能因为遗传、饮食、生活方式、疾病等因素患上高脂血症。

4. 肥胖且有高脂血症的女性想怀孕怎么办？

近年来，随着生活方式和饮食结构的改变，高热量、高脂肪、高糖分的食物摄入过多，长期缺乏运动导致能量消耗不足，脂肪堆积增多，肥胖会引起内分泌失调，导致脂质代谢异常，因此许多年轻女性患上了高脂血症。

肥胖且有高脂血症的女性如果计划妊娠，建议妊娠前合理控制体重在正常范围，可以采取运动或药物的方式降低血脂水平。定期体检，了解血压、血糖、血脂、肝肾功能等情况。

妊娠期建议如下：

（1）合理饮食：减少高热量、高脂肪、高糖分的食物摄入，增加膳食纤维等低热量、高营养的食物摄入。

（2）适度运动：保持每周至少 150 分钟的中等强度有氧运动，有助于消耗体内多余脂肪，运动的方法有慢跑、游泳、瑜伽等。

（3）控制体重：保持健康的体重范围，避免肥胖。对于肥胖的人群建议在医生的指导下合理减重，不主张通过饥饿的方法快速减肥。

（4）药物治疗：多数降血脂的药物妊娠期不宜使用，必要时应该在医生的指导下合理使用降脂药物。

（湖南省妇幼保健院　蒋玉蓉　杨　莉）

❋ 产后管理篇 ❋

宝宝生完了，是不是就可以放开吃喝了?

妊娠期高脂血症的孕妈妈，产后发生心脑血管疾病的风险较正常孕妈妈高，切不可放开吃喝，仍需密切随访，预防心脑血管疾病的发生。还有些孕妈妈，妊娠期没有发生高脂血症，但产后因为不健康的饮食习惯，过度油腻的饮食，会出现头晕，头痛，失眠健忘，神疲乏力等表现，在产后体检的时候发现高脂血症。所以对妊娠期高脂血症、产后高脂血症的人群，除了健康饮食，还需要控制自己的体重。

1. 产后什么时候复查? 都需要查些什么?

对于妊娠合并高脂血症的产妇，产后访视及产后 6 周需要复查，复查时要化验血脂、肌酐、血糖和心电图等检查。若血脂恢复正常，此后应每年至少进行一次上述的化验检查。同时还需要关注体重、腰围等身体指标的变化。若血脂还是异常，建议内科诊治。鼓励高脂血症的孕妈妈健康饮食，改变不良的生活习惯，饮食中应避免高糖、高脂食物的摄入。

2. 宝宝生完了，就没有饮食禁忌了?

No，No，No! 产后血脂高应适量选用有助于降血脂的食物，如富含纤维素的蔬菜水果类、富含植物固醇的豆制品、富含粗纤维的菌藻类食物等，建议平时在生活和饮食上要低盐、低脂、低胆固醇饮食，多吃些蔬菜、水果、粗粮等，适当地进行体育锻炼来增强体质，建议平时保持心情愉快。

产后如果血脂高可以使用降血脂的药物，这样可以降低血清中的胆固醇和甘油三酯，同时还可以降低血液黏度，改善血液通畅度。

产后孕妈妈要注意，多吃一些绿色的蔬菜，还有时令的水果;多吃富含膳食纤维的食物，预防便秘;少吃煎炸的食物，多吃蒸煮的食物，控制住自己的嘴。在保证自身营养的前提下，多吃一些水煮绿色蔬菜。要注意运动，不要太过于懒惰，在保证自己正常作息时间的前提下，适当地运动，既可以减肥，也可以增强身体素质。平时的生活当中可以多吃一些鱼类，鱼类含有丰富的不饱和脂肪酸，特别是深海鱼类。

3. 妊娠期高脂血症孕妈妈产后会得心脏病吗？

妊娠期高脂血症孕妈妈只要保持科学的饮食习惯，适当运动，积极控制体重，积极配合医生的检查，是可以有效预防产后心脑血管疾病发生的。但对于严重高脂血症的孕妈妈，产后需评估远期心脏病的发生风险，需要定期监测和随访，必要时需要心内科医生的管理，避免产后远期心血管疾病发生，如动脉粥样硬化、慢性高血压和心脑血管意外。由此可见，产后仍不能放松警惕，保持正常血脂水平、维持体重和血压的稳定至关重要！

（兰州大学第二医院 胡雪梅）

神奇的乳汁——聊聊母乳中的脂肪

母乳是新生儿最理想的天然食品，它含有丰富的营养成分，母乳中的脂肪在满足婴儿生长发育中起到了重要作用——提供能量，今天我们就来聊聊母乳中的脂肪。

1. 母乳中脂肪的功能

母乳中的脂肪可以提供给宝宝生长所需的一半的热量。

母乳中的脂肪含有更多的长链不饱和脂肪酸，比如 DHA，AA，帮助宝宝脑部的发育。

脂肪分解的脂肪酸和单甘油酯能够对付某些病毒、肠道寄生虫比如梨形鞭毛虫和阿米巴原虫。

2. 母乳中的脂肪含量是一成不变的吗？

不，是多变的！

（1）与妈妈的饮食有关：妈妈高脂血症可能导致乳汁中的脂肪含量增加，

191

如果母乳脂肪含量高，宝宝吃了母乳后就会吸收不好，有可能会引起腹泻，在宝宝大便中可以见到奶瓣。同时，妈妈血脂代谢异常可能通过乳汁传递给婴儿，增加其患心血管疾病的风险。所以为了避免母乳中脂肪过多，孕妈妈一定要尽量多吃一些清淡和有营养的食物，避免摄入过多的脂肪含量高的热能食物，比如猪蹄汤、排骨汤等。孕妈妈血脂高，平时可以适当吃一些黑木耳、紫菜、菠菜、山药、胡萝卜、洋葱、西芹、猕猴桃、火龙果、香蕉、蓝莓这些水果蔬菜，它们都含有蛋白质、糖、维生素及多种矿物质，具有降血脂的作用。

（2）与哺乳频率有关：妈妈喂养间隔时间越长，乳房中脂肪的含量越高。如果妈妈长时间没有给宝宝喂奶，脂肪容易在乳房里积聚，造成乳房肿胀。

（3）与"前奶""后奶"有关：喂奶时，宝宝先吸出来的奶叫"前奶"。前奶外观较稀薄，富含水分、蛋白质，脂肪含量相对较少。前奶以后的乳汁，外观色白且比较浓稠，称为"后奶"，后奶富含脂肪。有研究显示，后奶的脂肪含量至少比前奶多 2 倍，能提供许多热量，使婴儿更有饱腹感。所以，妈妈们要想让宝宝吃到含脂肪更多一些的后奶，就不能限制宝宝一侧乳房的吸吮时间。但如果是高脂血症的妈妈，本身母乳脂肪含量就多一些，为了避免宝宝摄入过多的脂肪，可以让宝宝在吃奶的时候，两侧乳房边吃边换，这样就可以避免摄入过多的脂肪。

（4）与妈妈分娩时的孕周有关：有研究表明，早产儿妈妈乳汁中的脂肪含量较足月儿妈妈高 30%，以符合早产儿生长发育的需要。

神奇的乳汁，妈妈的爱，让我们一起为爱加油！

（湖南省妇幼保健院　王丽娟）

高脂血症妈妈产后能否进行母乳喂养？

高脂血症孕妈妈在产后是可以进行母乳喂养的。但是血脂异常的妈妈如果哺乳时间过长会导致乳汁中脂肪含量持续升高，而影响到宝宝的消化，因此，建议高脂血症的哺乳期妈妈要控制好自己的血脂。饮食上，要减少动物性脂肪如猪油、肥猪肉等，忌食含胆固醇高的食物，如动物内脏、蛋黄等，摄入牛奶、鱼肉等蛋白质丰富的食物，摄入富含维生素的食物，限制蛋糕等甜食和油炸类食物。

1. 为什么要进行母乳喂养？

（1）营养丰富：母乳中含有必需氨基酸，容易让宝宝消化吸收，而且还含有免疫成分，有利于增强婴儿免疫力，预防疾病。

（2）经济便宜：温度适宜，可以随时喂哺，喂哺过程中还可以增进母婴感情，有利于宝宝的身心健康。

（3）环保节约：母乳是一种天然的食物，与奶粉不同的是母乳不需要额外加工和运输，是自然、安全、健康的喂养方式。

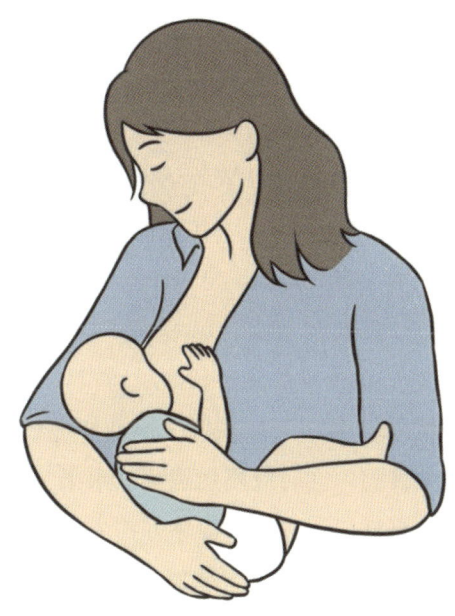

2. 母乳喂养的好处有哪些？

（1）对宝宝的好处：母乳是宝宝最天然的食物，短期内可以促进宝宝消化、免疫、代谢功能的成熟，长期食用可以提高宝宝的认知和长大后的学习能力，还可以降低成年后一些疾病的风险。

（2）对妈妈的好处：有利于刚生产完的妈妈加快子宫收缩，减少产后出血的风险，哺乳过程中有利于母婴感情的提升，改善母亲情绪，缓解产妇压力，减少妈妈产后抑郁的风险。

3. 高脂血症妈妈在母乳喂养过程中需要注意什么？

需要注意的是，在进行母乳喂养时要注意控制好喂奶的时间，避免一侧乳房长时间地喂奶。因为母乳可分为前奶和后奶，前奶指哺乳刚开始的乳汁，外观看起来比较稀，里面含有丰富的蛋白质、乳糖、维生素、无机盐和水分；后奶指哺乳后期产生的乳汁，里面含有较多的脂肪，可以为婴儿提供更多的能量。

（甘肃省妇幼保健院围产医学中心　周　甜）

产后饮食调控

1. 高脂血症孕妈妈产后从哪几个方面进行血脂的调控？

高脂血症一般是由于饮食不当、缺乏运动等因素引起，导致机体内的血浆中胆固醇或甘油三酯的水平升高。因此建议产后妈妈在不影响母乳喂养的状态下从饮食管理及运动上进行调控。

2. 高脂血症妈妈产后饮食需要注意哪些原则？

建议饮食清淡、营养均衡、少食多餐、粗细搭配、选择优质蛋白质，避免高油、高脂、高糖类食物，同时应添加蔬菜、水果等膳食纤维较多的食物，避免辛辣刺激性食物，烹饪以蒸、煮、拌等方式为主。

温馨提示：产后因产妇身体虚弱，胃肠蠕动比较慢，因此要避免食用过冷或过热的食物，以免对胃肠道造成刺激，引起腹胀、腹痛等不适症状。

3. 主食应该吃什么？

粗细搭配，尽量以粗粮为主，如荞麦面、燕麦面、玉米面等，因为粗粮里面含有较多的膳食纤维，在一定程度上可降低胆固醇的吸收，从而辅助降低血脂，而且粗粮中含有丰富的维生素，可以补充机体所需的营养物质。

4. 优先选择优质蛋白质

选择易消化的优质蛋白质，如鱼虾、蛋、奶类和豆类，一方面可以补充机体所需蛋白质，另一方面可以促进身体组织合成血细胞，提高造血功能。

5. 蔬菜、水果怎么选？

（1）蔬菜：多吃新鲜蔬菜（每天保证摄入 500 g），以深色系为主。如：菠菜、芹菜、油菜、西红柿、黄瓜等，尽量品种多样。

（2）水果：避免高糖、高脂肪水果。如：香蕉、葡萄、荔枝、甘蔗、榴莲、牛油果等，应选择低糖类型水果，每天 200～300 g（自己的一拳大小）如：苹果、梨、桃子、圣女果、柚子等。

6. 油脂、盐需要控制吗？

高脂血症的妈妈需要减少脂肪的摄入，不建议吃脂肪、胆固醇含量高的食物，如动物的内脏、蛋黄、肥肉。炒菜时的油量也要适当，每天最好不超过 25 g（瓷勺两勺半），同时也要清淡少盐，每天应控制在 5 g（一啤酒瓶盖）左右。

7. 高脂血症孕妈妈产后能否运动？

可以适当锻炼。因为运动可以促进脂肪消耗，很大程度上可以起到控制血脂和血糖的作用，如果血脂水平过高反而会引起一些疾病的发生，如：动脉粥样硬化、冠心病等。

（1）运动需要注意什么？运动过程中强度要适宜，保持充足的水分，穿宽松衣物，避免在高温、高湿环境中运动，根据产后身体恢复的情况由四肢向躯干循序渐进运动，正式运动开始前先做热身运动，整体感觉以舒适为主，不宜太过劳累。

（2）如何掌握运动强度？运动过程中以中等强度为宜。即运动时心率达到储备心率的 60%～80%，避免过度劳累（自我评估感觉：①心率比正常时稍有所增加。②身体微微出汗。③运动过程中能边运动边正常说话）。

（3）应该多久运动一次？根据产后身体恢复情况，应循序渐进，逐渐增加到每周 5 次，每次持续 30 分钟规律运动。

（4）应该选择哪些运动形式？推荐有氧运动（快步走、有氧健身操、舞蹈、瑜伽）及抗阻运动（哑铃、弹力带）。

（甘肃省妇幼保健院围产医学中心　周　甜）

图书在版编目（CIP）数据

　　不做"高高在上"的孕妈妈 / 蒋玉蓉，胡蓉，彭湘莲等

主编. —— 长沙 : 湖南科学技术出版社，2025. 8.

ISBN 978-7-5710-3488-7

　　Ⅰ. R714.25-49

　　中国国家版本馆 CIP 数据核字第 2025FL9351 号

BU ZUO " GAOGAO ZAI SHANG " DE YUNMAMA

不做"高高在上"的孕妈妈

主　　编：蒋玉蓉　　胡　蓉　　彭湘莲　　游一平
主　　审：陈敦金
出 版 人：潘晓山
责任编辑：王　李
出版发行：湖南科学技术出版社
社　　址：长沙市芙蓉中路一段 416 号泊富国际金融中心
网　　址：http://www.hnstp.com
湖南科学技术出版社天猫旗舰店网址：
　　　　　http://hnkjcbs.tmall.com
邮购联系：0731-84375808
印　　刷：长沙超峰印刷有限公司
　　　　　（印装质量问题请直接与本厂联系）
厂　　址：宁乡市金洲新区泉洲北路 100 号
邮　　编：410600
版　　次：2025 年 8 月第 1 版
印　　次：2025 年 8 月第 1 次印刷
开　　本：710 mm×1000 mm　1/16
印　　张：13.75
字　　数：204 千字
书　　号：ISBN 978-7-5710-3488-7
定　　价：69.00 元